在宅看取りの実践

そのケアと家族支援

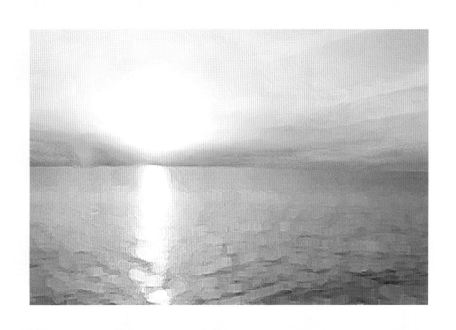

山岡　憲夫

木星舎

沈まぬ太陽
人生の最期のときを輝かせたいという想い。
それが在宅看取りの神髄です。
　　　　　　　　　山岡　憲夫

はじめに

　日本では最期まで在宅を希望する人は約 40% ですが、在宅看取りは約 15% 前後にとどまっています。

　その原因の一つは、一般市民や病院医療者の在宅医療、在宅看取りへの理解不足や不安があり、患者本人は在宅を希望しても在宅医療への移行が進まないことと、もう一つは在宅医療側の不十分な知識（症状緩和など）や不十分な家族ケアのために、本人や家族の不安や不満がつのり、在宅療養が継続できず、結果、在宅看取りが進まないこともあります。これらの問題が少しでも解消されれば、より多く人が希望する在宅で最期まで過ごすことができます。

　本書は、患者と家族の不安を和らげ、在宅療養開始から在宅看取りまで導くために、在宅療養に関わる多職種（在宅医や訪問看護師やケアマネジャー、薬剤師など）との連携と、それとともに在宅医療とケアの充実と進化（症状緩和やこころのケア）について記載し、家族ケアと支援の重要性も述べます。

　在宅医療では患者と家族に安心と安らぎをあたえ、信頼関係を築くように努めることが大切です。

　当院は年間 200 名以上の在宅看取りを行い、13 年半で在宅看取りは 2,100 名を超えました。希望する家に帰れない患者はいません。どのような状態の患者でも、その日にでも家に帰り、安心して在宅で最後まで過ごせるように、本書を活用してください。

　在宅の現場で実際に役立つように解説やポイントも記載しました。時に Q&A（質問と回答）を設け、在宅療養で陥りやすい事項について説明しました。また、在宅現場の事例も紹介し実際の対応を示しました。参考にしてください。

やまおか在宅クリニック院長　山岡　憲夫

も く じ

IV. いま、在宅医療にできること

IX．家族のケア

Ⅹ．最後に

I. 在宅看取りのいま

超高齢社会から多死社会へ

　2020年（令和2）の厚生労働省の人口動態統計によると、年間死亡者数は137万2,648人。死因の第1位は悪性新生物〈腫瘍：がん〉で37万8,356人、第2位は心疾患（高血圧性を除く）、第3位は、2018年から脳血管疾患と逆転して老衰となり、13万2,435人、第4位は脳血管疾患で10万2,956人となっています（翌年4年の死亡者数143万9,856人）。

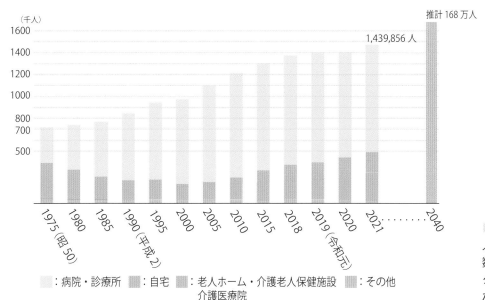

（千人）

推計168万人

1,439,856人

:病院・診療所　:自宅　:老人ホーム・介護老人保健施設　:その他　介護医療院

資料：厚生労働省令和4年度構成統計要覧　第1-25表　死亡数・構成割合、死亡場所×年次別。
厚生労働白書令和2年　図表1-1-3死亡数の推移。
厚生労働省令和2年　医療施設動態調査

■病床数は今後増加せず、人口1,000人当たりの病床数は1990年の15.8をピークに減少（2020年12.6）が予想される。
■自宅死亡者数は概ね一定で推移している。

図1. 年間死亡者数の推移

　2021年（令和3）現在、年間死亡者数は約144万人（1975年〈昭和50〉の年間死亡者数は約70万人）が18年後には約168万人になると推計され、その半数はがんによる死亡と予測されています。

　今後、日本は超高齢社会から多死社会へと向かっていきます。同時にそれは、「看取り難民社会」の出現を意味し、がん患者では、在宅（自宅＋施設）での看取りは15%前後で、多くは病院で最期を迎えています。

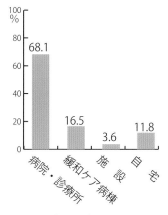

68.1

16.5

3.6

11.8

病院・診療所　緩和ケア病棟　施設　自宅

資料：第75回がん対策推進協議会。調査対象の母集団：2017年人口動態調査に基く死亡年齢20歳以上の国内死亡者数。
ホスピス緩和ケア協会加盟施設の2017年緩和ケア病棟死亡者数に緩和ケア病棟届出施設の病床数カバー率で調整した推定値。

図2. がん患者の死亡場所

▌1．全国の在宅看取り

　厚生労働省が 2015 年（平成 27）に出した「看取りに関する参考資料」の中で、都道府県別の自宅死の割合を
グラフにしています。東京都や神奈川県、大阪府、奈良県、兵庫県の在宅看取りは多く、九州地区は少ない傾向
にありました（図 3）。

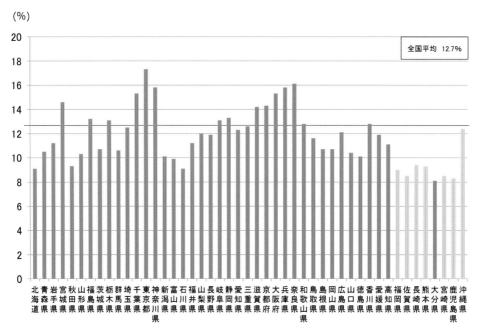

出典：人口動態調査（平成 27 年）

図 3．死亡に占める自宅死の割合（都道府県別）

▌2．終末期の在宅医療に関する住民の意識

　厚生労働省の 2008 年（平成 20）の調査によると、「治る見込みがなく死期が迫っている（6 カ月程度ある
いはそれより短い期間を想定）と告げられた場合、療養生活は最期までどこで送りたいですか」という問いに
63.3％の人が終末期の自宅療養を望んでいます（「平成 29 年度人生の最終段階における医療に関する意識調査報
告書」によると、末期がんの場合は 69.2％が自宅と回答）。その一方で、66.2％の人が自宅で最期まで療養する
のは実現困難と答えています。
　大分市独自のアンケート調査（2014 年〈平成 26〉、大分市在住 20 歳以上、3,000 人対象）によると、①終末期
を自宅で療養したい（60.6％）　②最期を自宅で迎えたい（46.6％）と答え、4 割以上の人が最後まで在宅を希望
しています。また、在宅療養を始めるにあたり、患者・家族が感じる不安として以下のことをあげています。

1）往診してくれる医師がいるのか（60.6％）
2）在宅でどのような医療・介護を受けられるのかわからない（75.7％）
3）家族に負担がかかる（89.5％）
4）急変時の対応が不安（77.0％）
5）費用が高額になる（85％）
6）在宅でも満足のいく最期が迎えられるか（65.0％）

解説 上記の結果から、一般の人には<u>在宅看取りの経験がほとんどない</u>ことや、患者さんやその家族の不安は、どのような医師や看護師が来るのか、また、在宅でどのような治療やケアを受けられるのかを知らないことです。また、実際に在宅現場で聞く一番の心配事は、<u>急変時の対応</u>でした。<u>「急に悪くなったら、どうしたらいいのでしょうか」</u>という質問を在宅開始時によく聞きます。これらの不安を解消するために、丁寧な説明と対応が必要です。

3．医療機関での死亡者数と自宅での死亡者数の割合の変化

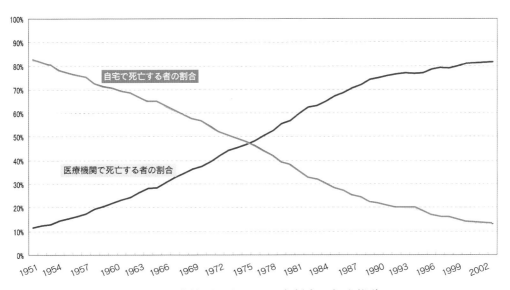

図4．医療機関における死亡割合の年次推移

解説 戦後直後の1950年頃は約80%の人が自宅で死亡していましたが、1977年には50%以下になり、2000年以後は10数パーセントです。このことは、現在の人は家族を自宅で看取った経験が極めて少ないことを表しています。このため、在宅看取りは初めての経験であることが多く、家族に対しての看取りに向けての指導や教育が必要です。

4．家族の在宅看取りの困難性

1）家族は看取った経験がない（死にゆく人を見た経験がない）
2）家族が死を嫌がる、恐怖感がある
3）1日の多くの時間を家族のみでみている（<u>逃げられない</u>）
4）最後の1週間（とくに最後の2–3日）をどのように過ごし、ケアしたらいいのか、全くわからない
5）死の確認は家族だけできるのか不安（死を見たことがない）
6）苦労して在宅で看取る意味はあるのか（病院のほうがいいのではないか）
7）家族やきょうだい、親戚から、在宅療養や在宅看取りを反対されたらどうすればよいのかわからない

point 家族側は在宅看取りに関して、上記のようなさまざまな不安や疑問などがあり、これらを在宅継続時に逐次説明し、指導し解決していく必要性があります。

5. やまおか在宅クリニックの取り組み

やまおか在宅クリニックは2009年（平成21）7月に開院。図5は、2009〜2022年（平成21年7月〜令和4年12月）まで13年半の在宅で看取った患者数です。総数は2,117名。がん患者1,582名（74.7%）、非がん患者532名（25.7%）、自宅で亡くなられたのは1,728名（86.6%）、施設は389名（13.4%）です。

現在、新規訪問患者数は年間約300名、そのうち、末期がん患者が約180名、非がん患者が約120名です。常時、平均して約30〜40名前後の末期がん患者を訪問診療しています。

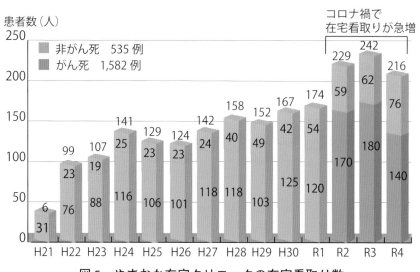

図5. やまおか在宅クリニックの在宅看取り数

図3（8ページ）に見るように、沖縄県を除く九州は他都道府県に比べて在宅看取り数が低くなっています。その中で熱心に取り組んでいる診療所を取り上げた『さいごまで自宅で診てくれるいいお医者』（週刊朝日ムック）にやまおか在宅クリニックがランキングされています。

表1. 在宅での看取り（2015.7–2016.6）（診療所、2014カ所　医療機関）

			在宅死亡数（人）	自宅数（人）	
1	やまおか在宅クリニック	大分市	152	119	大分県
2	五反田内科クリニック	鹿児島市	105	87	鹿児島県
3	まつおクリニック	福岡市	91	76	福岡県
4	にのさかクリニック	福岡市	90	65	福岡県
5	矢津内科消化器クリニック	行橋市	82	72	福岡県
6	コールメディカルクリニック福岡	福岡市	77	65	福岡県
7	齋藤医院	久留米市	72	55	福岡県
8	薬院内科循環器クリニック	福岡市	67	34	福岡県
9	宮崎ホームケアクリニック	宮崎市	65	29	宮崎県
10	たけとみクリニック	福岡市	63	18	福岡県
11	ホーム・ホスピス中尾クリニック	長崎市	54	52	長崎県
12	長崎宝在宅医療クリニック	長崎市	53	36	長崎県
13	松口循環器・内科医院	飯塚市	52	44	福岡県
14	ひまわり在宅クリニック	熊本市	51	41	熊本県
15	桃園公園クリニック	北九州市	51	1	福岡県

Ⅱ. 在宅での看取りの組み立て

訪問診療をはじめる前に

　図6は、やまおか在宅クリニックの在宅ケアチームと病診連携を図のかたちです。入院している患者さんに在宅診療に安心して移行してもらうには、とくに末期がんの場合は有用で迅速な病診連携と多職種連携による充実したケアチームが必要です。また、自宅療養の患者さんの診療においても同様で、常時、連携体制がとれていることが必須条件です。

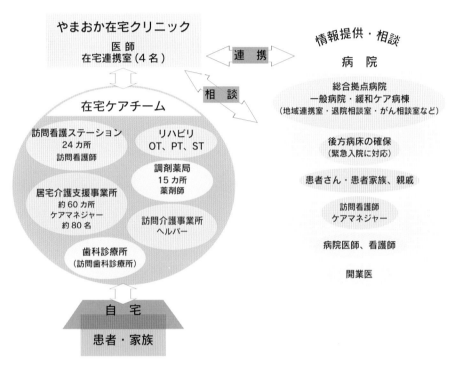

図6. やまおか在宅クリニックの在宅ケアチームと病診連携

1. 在宅診療の対象者

　在宅診療の対象者は、自分では外来通院できない人で90％が高齢者です。その病気の種類は主に下記の通りで、病態はそれぞれありますが、そのすべてがターミナルケアの対象者と考えます。①②③は三大在宅疾病です。

①脳血管障害後遺症、多発性脳梗塞・脳血管性認知症
②老人性認知症
③老人性運動器疾患（骨粗鬆症・圧迫骨折・変形性関節症・大腿頸部骨折および関節リウマチなど）
④神経難病（パーキンソン病、筋ジストロフィー、ALS、脊髄小脳変性症）
⑤悪性腫瘍末期：がん末期
⑥慢性呼吸不全、慢性心不全、慢性腎不全、肝不全など
⑦小児疾患
⑧老衰
⑨その他

2．看取りまでの手順

1. **在宅療養の開始・・退院調整に確認が必要なこと**

　　　　１）病院側に必要なこと

　　　　　①医師・看護師、退院相談（連携室）からの確実で簡明な情報通知

　　　　　②再入院できる体制（後方支援病院の確保）

　　　　２）在宅側に必要なこと

　　　　　①在宅開始に必要なチーム医療（多職種）体制の確立

　　　　　② 24 時間 365 日体制の確立（医師、訪問看護師必須）

　　　　　　＊その日でも帰れる体制

　　　　　③急変時のために薬剤を開始時に在宅へ用意する

　　　　　　□発熱・疼痛：カロナール座薬（400mg）、カロナール 200mg 2T、ロキソニン 1T

　　　　　　□嘔気：ナウゼリン座薬（30 — 60mg）

　　　　　　□便秘：テレミンソフト座薬、浣腸、ラキソベロン

　　　　　　□補液：500ml 3 本、点滴セットなど

> **point** 患者さんは夜間・休日などに発熱、嘔気、便秘で苦しんだり、急に食事ができなくなったりすることがあります。在宅開始時に上記に薬剤や点滴などを在宅に保管してもらうと在宅継続時にす早く対応できます。

2．在宅医療の継続

　　　　① 24 時間 365 日体制の確立

　　　　②多職種チームでの在宅医療介護支援（多職種連携・チーム医療）

　　　　③症状緩和（高度医療も必要）

3．看取りの実現

　　　　①家族に対する死の教育

　　　　②看取りの教育（看取りの意義とは）

3．在宅療養（看取り）が可能な条件〈患者・家族の側〉

私たち医療者側が在宅療養（看取り）を支えるためには、患者さんやご家族側に下記の要件を満たしてもらうことが必要です。

1．絶対条件	1）患者さん本人が在宅を希望すること
2．準必要条件	1）できれば患者さんが末期がんであることを知っていること（高齢者や認知症の患者さんや幼い小児の場合には重要でないこともある）
	2）症状コントロールができること
	3）看取る家族が複数いること
	4）患者さんの家まで距離が近いこと（当院から車で30分以内の距離もしくは実走15キロ以内）
	5）緊急時の入院先があること
3．望ましい条件	1）病院の主治医が在宅医療に理解があること
	2）患者さん、家族が積極的な延命治療を望まないこと

解説 在宅療養が可能な要件は、まず、患者さん本人が在宅を希望することです。家族側に絶対に無理な条件（他にも自宅に病人がいて介護している、介護者自身が病気である場合など）がない限り、開始できます。たとえ独居であっても、本人が強く自宅を希望する場合は最期まで看取れます。また、緊急時の入院先があれば本人も家族も安心するので、日ごろから緊急時に入院できる病院は探しておくことが必要です。病院の主治医が在宅療養の良さや利便性を理解するようになると、次々に患者さんを在宅に紹介してもらえるようになります。

在宅医も在宅に固執しない、あくまでの本人や家族の希望にあわせ、柔軟に対処する（入院など）ことが重要です。

Q&A

Q：家族から「在宅療養は無理です」と言われたらどうしますか？

A：家族から在宅療養は無理と言われることがありますが、その主な原因は在宅療養を知らないためです。24時間365日いつでも電話をかけることができ、医師や看護師がそれに対応できることや、緊急時にはすぐに訪問可能なこと、薬剤師やヘルパーなど多職種で支えることなどを本人やご家族（介護者）に理解してもらえるようになれば、在宅をやってみようという気になります。

このため、「最期まで在宅ではなく、まず、1－2週間の短期間だけでも在宅療養をやってみませんか」と伝え、在宅療養をはじめても無理であれば、いつでも再入院できることを説明します。

また、「ご本人が家に帰りたいとおっしゃっていますが、今、在宅療養に移らなければ、このまま病院で最期を迎えることになります。まず、短期間でも在宅をやってみませんか」と提案します。実際に在宅療養を開始し、家でも採血などの検査や点滴や薬の処方もでき、休日、深夜でも対応してもらえることや訪問看護師が自宅に来て、1時間近くもさまざまなケアをしてくれることなどがわかってくると、本人・家族は安心し、在宅療養の継続、看取りへとつながっていきます。

４．在宅患者を終末期・在宅看取りまで支えるために必要な４つのケア

医療者側が在宅療養（看取り）を支えるためには、大きく下記の４つのケアが必要になります。

1. 患者・家族を中心にした<u>24 時間 365 日間対応のケア</u>
2. <u>医師の訪問診察、訪問看護師の訪問看護</u>
   <u>必要に応じたその他の職種の訪問サービス（チーム医療）</u>
3. <u>患者の痛みやその他の不快な症状の緩和ケア</u>
4. <u>家族の死への教育、看取りの教育</u>（遺族を対象とした死別後の計画的なケア：グリーフケア）

この４つのケアが遂行できれば、終末期ケアができ、在宅看取りにつながります。

Q&A

Q： 80 歳後半の男性（末期がん、予後 1–2 カ月だが、本人には知らされていない）が、「家に帰りたいが、家では死にたくない」と訴えています。この場合、この男性はどこで最後を迎えたいのでしょうか？

A： この男性は家でも死にたくない、当然、病院でも死にたくないのです。つまり、家に帰りたい理由は死ぬために帰るのでなく、“家で自由にしたい（好きな時間に食事をしたり、眠たいときに眠りたい）” ために帰りたいのです。

　病院の医師や看護師は、末期がんの患者さんが家に帰りたいと言う理由は “家で死にたい” ためと思っている人が多いようです。このため、家族に「最後まで家でみられますか」と問いかけます。家族は看取った経験がないため、在宅は無理となります。患者さんはだれも、死にたくないのです。家に帰りたい理由の多くは、家で自由に過ごしたい、暮らしたいためです。死はまだ先のことと思っています。

　まずは在宅医療を開始、継続しながら、最期の場所を決めるようにします。

在宅療養の開始

　在宅療養をする際に、<u>**一番大切なことは初診時**</u>です。初診時の印象や説明で、在宅療養が困難になることもあります。このため、初診時は事前のカルテから病歴はもちろんのこと、その人の経歴や趣味や家族構成など把握し、**全神経を集中**して臨みます。笑顔を絶やさないように、本人や家族の気がかりなことや心配なことを聞いていきます。

　また、在宅でできること、24 時間 365 日いつでも電話をしてよいことや、採血や点滴や薬なども出せることを伝えます。急変時の対応の仕方も伝えます。当院の電話番号を大きく書いた紙を渡します。

　本人と打ち解けるために、その人の趣味の話などをすると相手も笑顔になります。本人や家族から「こんなに話を聞いてもらったことがない。いつでも電話できるのですね、安心しました」という言葉が返ってきます。

　在宅医療は最初が肝心です。

1. 退院調整時に確認が必要なこと

在宅退院情報シート

　患者さんが退院して在宅療養に移行するときは、病院側の医師や看護師と在宅医をはじめとした在宅で患者さん、ご家族を支える多職種の在宅医療チームとの退院前カンファランスや担当者会議、あるいは関係者の打ち合わせがあります。また、病院側からの情報を得るための「在宅退院情報シート」に記入してもらうことが必要です（「在宅退院情報シート」は医療機関によりそれぞれの書式があります）。ケアマネジャーも在宅開始時に同様の在宅退院情報シートを作っていますが、その際に在宅側にとって必要な事項は表2です。

表2．在宅退院情報シート

1．身体活動・状態
　ADL：歩行、排泄、睡眠、食事、意思疎通について

2．病　状
　①身体症状：痛み、呼吸苦はあるか　など
　②医療行為：HOT（在宅酸素療法）は必要か　など
　③治療内容：点滴をしているか、鎮痛剤、便秘薬を使用しているか　など

3．**在宅キーパーソン**（家族構成）：介護する人はだれか、できる人はいるか　など

4．生活歴：本人の生い立ちや職業歴、趣味や1日の生活パターン

5．本人、家族への告知・病状説明
　病名告知・予後の説明をしているか。例えば、本人、家族の予後に対する想い

6．今後について（アドバンス・ケア・プランニング：ＡＣＰ〈71ページ参照〉）
　①本人と家族希望（在宅に対する）
　②治療の希望、入院の希望、看取り希望
　　　例えば、最後まで治療したいか。何もしたくないか　など

解　説　在宅医療は、医療と生活を支えることです。

　「生活を支える」の生活は、朝起きてから夜寝るまで切れ目なくつづく暮らしのことをいいます。その基盤となるのは表2の在宅退院シートの1（身体活動・状態）であり、トイレに行けるか、食事は摂れているか、便は出ているか、眠れているかにあります。

　とくに必要なのは、在宅での生活を支えるために、退院時にＡＤＬ：とくに排尿排便の状況で、トイレに自分で行けるかは大切です。実際、在宅を開始して、家族の介護疲れの主な要因はトイレの介助であり、付き添いが必要な場合は、介護の方法を再検討する必要があります。

　また、患者さんの生活歴も大切で、その方の趣味や生い立ちを知ることで、患者さんと仲良くなることができ、在宅療養がスムーズになることがあります。

　病院側が退院時に用意するものとして、画像（CT〈CDなど〉）が必要で、在宅開始時にその画像を家族に見せて、予後や今の痛みの原因などを知らせることができます（主介護者〈妻、夫、子どもなど〉は知っていても、子どもは画像を見たことがない場合もあり、家族全員の患者さんの病状理解につながります）。

２．在宅へのスムーズな移行のために

　在宅へスムーズに移行するためには、病診連携と多職種連携によるチーム医療が大切です。また、在宅チーム側の充実とともに地域連携室の充実が必要です。

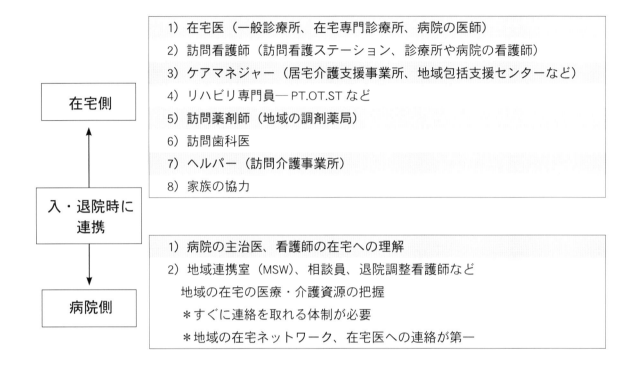

在宅側

1）在宅医（一般診療所、在宅専門診療所、病院の医師）
2）訪問看護師（訪問看護ステーション、診療所や病院の看護師）
3）ケアマネジャー（居宅介護支援事業所、地域包括支援センターなど）
4）リハビリ専門員— PT.OT.ST など
5）訪問薬剤師（地域の調剤薬局）
6）訪問歯科医
7）ヘルパー（訪問介護事業所）
8）家族の協力

入・退院時に連携

病院側

1）病院の主治医、看護師の在宅への理解
2）地域連携室（MSW）、相談員、退院調整看護師など
　地域の在宅の医療・介護資源の把握
　＊すぐに連絡を取れる体制が必要
　＊地域の在宅ネットワーク、在宅医への連絡が第一

　在宅療養中にさまざまな問題が起これば、その都度、多職種で問題点を話し合い確認するための担当者会議を患者さんの自宅で行います。

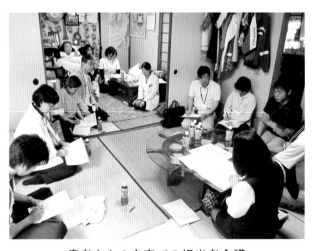

患者さんの自宅での担当者会議

80代女性（脳梗塞後遺症）：患者さんの家族を含めた多職種（在宅医、訪問看護師、ケアマネジャー、ヘルパー〈2事業所〉、訪問歯科医、リハビリ（OT）、福祉用具のサービス業者〈レンタルベッドなど〉）によるカンファランス：このような会議を通して、顔の見える関係作りが進展する。

多職種間の情報共有（クラウド利用）の重要性

1．MCS = Medical Care Station を利用

　在宅療養を開始すると、多職種間の情報共有が必要となります。在宅で患者さんに起こるさまざまな病態の変化や、家族の想いの変化などを迅速で的確に多職種に伝えるためには、従来の電話やファックスでは一部の職種にしか情報共有ができず、不十分です。クラウドを利用することで、多職種に多くの情報を迅速、的確に伝えることができます。

　やまおか在宅クリニックでは、クラウドによる在宅医療と情報共有で多職種連携を図っています。

　情報伝達をするためのクラウドは多種類ありますが、当クリニックでは MCS（Medical Care Station）を利用しています。その特徴は簡便性や経済性が高く、災害時にも使えること。ICT（Information and Communication Technology）が苦手なスタッフでも使用しやすく、多職種で利用しやすいこと。また、秘密保持も保障されます。

　MCS を導入してから、訪問看護師や薬剤師、施設から次々に情報が届き、その日に起きたことを知ることができ、また、その返事もすぐに伝えることができるようになりました。訪問診療時にも MCS を事前に見ていくことで、随時、さまざまな情報を自院のスタッフや他職種とも共有でき、仕事の効率化や確実性が数段進歩しました。

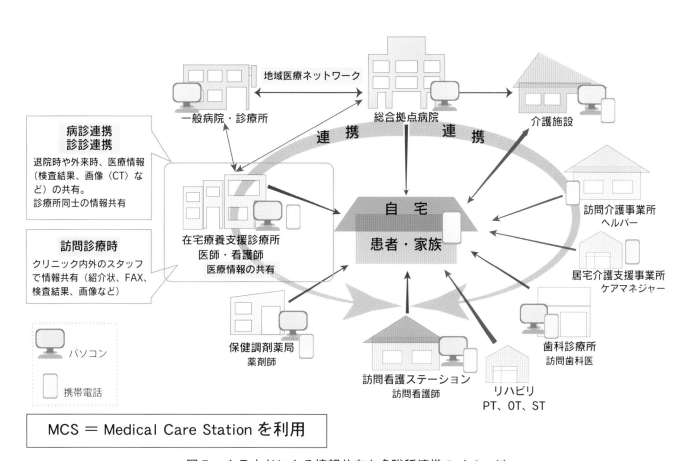

図7．クラウドによる情報共有と多職種連携のイメージ

２．クラウドによる在宅医療と情報共有の事例

事例１〉訪問看護師との情報共有
　訪問看護師から患者さんの写真を添付してもらうことで現在の状態が多職種に伝わり、また、在宅医の今後の治療やケア方針も伝わる。

事例２〉薬局の薬剤師との情報共有
　日ごろ、会うことが少ない薬剤師とも問題点や薬剤情報や想いを伝え、共有ができる。

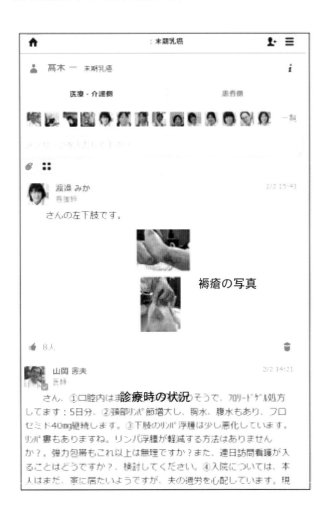

褥瘡の写真

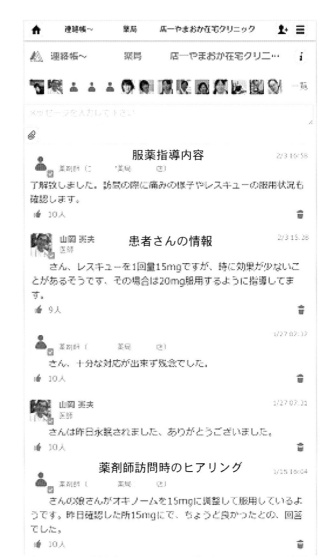

Ⅲ. 在宅での症状緩和

終末期の患者の苦しみ

■全人的痛み〈total pain〉

　終末期の患者さんの苦痛は、図8の4つの痛みからなり、それらが重なり合います。これらを総合して「全人的痛み」〈トータルペイン（total pain）〉と言います。身体的痛みのみに焦点を当てるのではなく、広く苦痛を理解し、治療やケアに進むことは大切です。

　とくに末期がんの患者さんにおいては身体的苦痛のみならず、スピリチュアルペイン（不可逆的かつ非日常的な苦悩：なぜこんな目に遭わないといけないのか、生きる意味は、など）があり、この苦痛にも対処する必要があります。また、経済的な問題など社会的苦痛もあります。

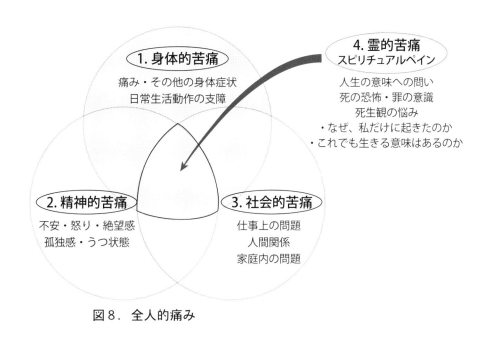

図8．全人的痛み

末期がん患者の特徴

1．末期がん患者と非がん患者の特徴

表3．末期がん患者と非がん患者の特徴

末期がん患者	非がん患者
①進行が速く、半数は1カ月未満で死亡	①進行が遅く、数年かかる
②急変、急死がある	②急変時は入院が必要
③高度医療（CSI モルヒネなど）が必要な場合がある	③入退院を繰り返す
④家族との信頼関係の確立が必要	

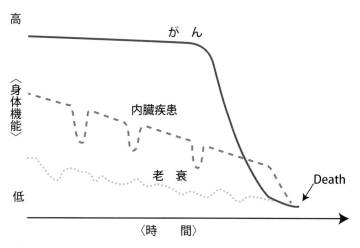

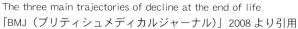

The three main trajectories of decline at the end of life
「BMJ（ブリティシュメディカルジャーナル）」2008 より引用

図9．終末期の疾患別生存曲線

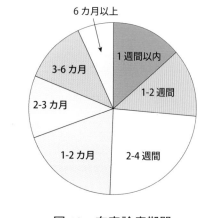

図 10．在宅診療期間
やまおか在宅クリニックの在宅看取りがん患者
517 例

解説 在宅医療（ターミナルケア）では、がんと非がんの患者さんを分けて考えるべきです。両者ではその病態や在宅期間が大きく異なります。

　がん患者の場合は最後の1カ月で急速に悪化、週ごと、日ごと、時間ごとに加速して悪化します。当院のがん患者517例では、在宅期間は50.6％が1カ月未満で、2週間以内が約25％、1週間以内も13.7％あり、迅速な対応が迫られます。

　終末期のがん患者では短期間に病状を安定させ、本人や家族との信頼関係を築く必要があります。これに比べ、非がん患者では数カ月、数年に及ぶ在宅療養期間があり、入院退院を繰り返しながら、最期まで在宅を希望する患者さんを看取ることになります。このため、病状悪化や入退院時に常に本人と家族とACP（アドバンスケアプランニング　71ページ参照）を行い、希望に沿って診ていく必要があります。

2．がん末期に現れる症状

がん末期の患者さんには多彩な症状が出現するため、疼痛緩和ケアや症状コントロールが必須です。

表4．ホスピス入院時の主訴

		入院時	死亡直前
1)	疼　痛	63%	77%
2)	食欲不振	41%	95%
3)	全身倦怠感	33%	98%
4)	腹部膨満感	24%	
5)	呼吸困難	21%	52% (29%-74%)
6)	悪心、嘔吐	19%	46%
7)	咳　痰	13%	
8)	不　眠	13%	63%
9)	便　秘	12%	75%
10)	意識障害	10%	せん妄 32%
11)	嚥下困難	6%	
12)	浮　腫		6%

point とくに疼痛や全身倦怠感、呼吸困難、不眠、せん妄などは症状緩和できなければ、本人のみならず家族も苦しめ、在宅療養の継続が困難になります。このため症状緩和は必須です。

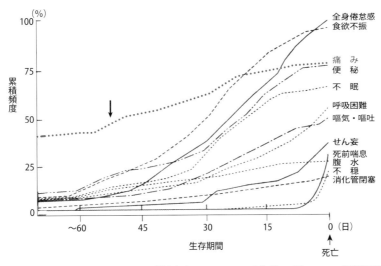

淀川キリスト教病院ホスピス編『緩和ケアマニュアル』第5版 2007、最新医学社

図11. 主要な身体症状の出現から生存期間

point がん患者の主要な身体症状は死亡の約30日から45日前から発現し、急速に増大します。ただ、がん性疼痛のみは数カ月前から起こっており、その痛みを軽減できれば、その他の症状が出現するまでは良い在宅療養ができます。がん性疼痛のコントロールは重要です。

がん性疼痛コントロール

1. がん性疼痛コントロールの基本

1. 末期がんの3分の2以上で主症状となり、しばしば複数の部位に起こる。

20％が弱い痛み、50％は強い痛み（そのうち30％は耐えがたいほど強い痛み）、残りの30％の人は最後までそれほど痛みを感じない。 (Everdingen MH,Ann Oncol 2007)

2. 痛みの神経学的機序別分類

1）侵害受容性の痛み

痛覚神経末梢への刺激で起こり、オピオイドなどの鎮痛薬が効果があります。

2）神経因性の痛み

電撃的な痛み、発作性、刺すような、しびれるような、締め付けられるような、ピリピリするような、などと表現される痛み。 (Fields HL:Pain;Mechanism and Management,McGraw Hill 1987)

神経組織の損傷や圧排により、その支配領域に起こります。鎮痛薬はあまり効かず、鎮痛補助薬（adjuvant drugs）のほうが有効です。

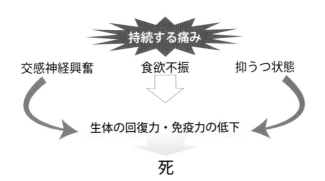

図12. がん性疼痛コントロールの必要性

Q&A

Q：オピオイド（医療用麻薬）は絶対に使いたくないという頑固な患者さんがときにいます。どのように対処しますか？

A：オピオイドを麻薬と同じように思っていたり、死ぬ前に使う薬であり、使うとすぐ死ぬと思っている患者さんにかなり出会います。

　　「持続する痛みを我慢していると、免疫力が低下し、死期が早まることがあります。せっかく、免疫力を上げようと食事などに注意しているのに、痛みがいちばん免疫力を下げます。痛みが取れると免疫力も上がります。また、モルヒネは心不全の治療薬で心臓にもよいのです。子どもや高齢者も使用していますよ。まずは、すぐ効く薬剤（レスキュー）を飲んでみませんか」と説明します（図12）。

　　最初に通常の徐放剤を使わずにレスキューの薬剤を使うと、痛み緩和の効果が実感でき、その後は徐放剤や貼付剤を定期的に服用したり、貼付したりしてくれます。痛みが消えれば、笑顔になります。

2．がん性疼痛コントロールの応用

　がん性疼痛コントロールでよく知られているのは、WHOの3段階除痛ラダー（図13）です。しかし、今は、この3段階に沿ってオピオイドを投与するのでなく、痛みの程度で第2段階や、第3段階から開始してよいとされ、推奨されています。

　がん性疼痛治療の目標にあげられているのは、

第1目標　痛みに妨げられない夜の良眠

第2目標　安静時に痛みが消失

第3目標　体動時の痛みの消失

最終目標　痛みの消失が維持され、平常の生活に近づくこと

　がん性疼痛の治療の根本は、図14のようにWHOラダーにとらわれず、痛みの原因とほかの症状に応じて鎮痛薬：①NSAIDs　②オピオイド　③鎮痛補助薬　この3者を使うことです。

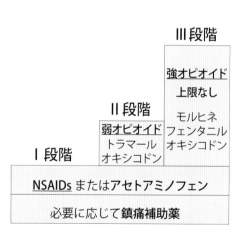

図13．WHOの3段階除痛ラダー

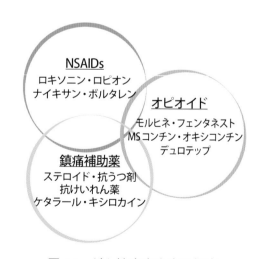

図14．がん性疼痛治療の根本

3. 在宅でのがん性疼痛コントロールの実際

表5. 経口摂取が可能な場合の薬剤

第1段階

①NSAIDs：a）ロキソプロフェン Na3T：3×（胃潰瘍、出血傾向、腎機能低下に注意）

　　　　　 b）セレコキシブ（200mg）：2T　2×、エトドラク 2T 2×（cox2 阻害剤）

　　　　　 c）ジクロフェナクナトリウム経皮吸収剤（ジクトルテープ® 75mg 2枚）

②アセトアミノフェン（カロナール）：1500mg 3×、2000mg 4×（副作用が最も少ない）
　①＋②：相乗効果あり

第2段階

①トラマール OD（25）：2T 2×-4T 4×、トラマドール徐放剤（100）1T 1×

②タペンタドール錠（25）：2-4T　2×

　　＊トラマドール 375mg＋アセトアミノフェン 325mg（トラムセット）

第3段階

①オピオイド（医療用麻薬）

　1）オキシコドン徐放剤（5）：2T 2×（8時、20時）より開始し、増量する
　　　モルヒネ徐放薬（MS コンチン、パシーフ）

　2）ヒドロモルフォン 2mg（1日1回 2T 投与）から

　3）フェンタニルクエン酸テープ貼付剤：嘔気や便秘が少ない

②レスキュー：1日量の 1/6 量使用
　　オプソ、オキノーム、アンペック座薬、アブストラル舌下錠

③NSAIDs の併用（骨転移など）

④鎮痛補助薬：プレガバリン（リリカ）：眠気が強く高齢者には注意、25mg から使用、MAX300mg
　ミロガバリンベシル酸塩（タリージェ 5-10mg）（しびれがあれば、忘れずに投与）

表6. 経口摂取が不可能な場合の薬剤

第1段階

①NSAIDs：ジクロフェナク座薬（25-50mg）、フルルビプロフェン点滴
　　　　　ジクロフェナクナトリウム経皮吸収剤（ジクトルテープ® 75mg 2枚）

②アセトアミノフェン座薬（200mg、400mg）

③アセトアミノフェン点滴（500-1000mg）

第3段階

①フェンタニルクエン酸塩貼付剤へ変更：0.5mg から
　　＊持続皮下注（CSI）：モルヒネ、フェンタニル、オキファスト、ナルペイン

②レスキュー：1日量の 1/6 量使用
　　モルヒネ座薬（10mg）、フェンタニル舌下錠（アブストラル舌下、イーフェンバッカル舌下）

③NSAIDs：フルルビプロフェン点滴、ジクロフェナクナトリウム経皮吸収剤

④キシロカイン 100mg 点滴

4. オピオイドの鎮痛力価換算

経口薬から貼付剤や注射薬に変更する場合の鎮痛力価換算は極めて大切で、ターミナルケアでは経口ができなくなるため、よく使用する換算表です。覚えておくべきです。

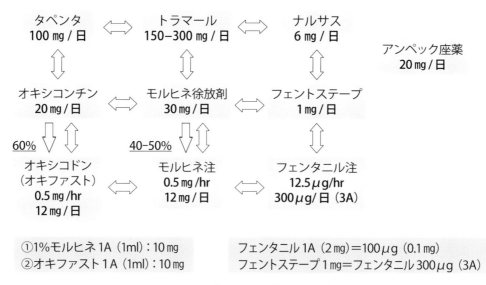

図 15. オピオイドの鎮痛力価換算

5. 実際のオピオイド使用方法

■オピオイド開始時期

がん性疼痛がある場合、内服可能であれば、まず、ヒドロモルフォン 1mg（ナルラピド）かオキシコドン内服液 2.5mg のレスキュー使用から服用させます（高齢者や、合併症がある患者）。これで痛みが少なくなれば、徐放剤を開始し、ヒドロモルフォン 2mg 2T1 ×か、オキシコドン徐放剤 5mg 2T 2 ×で開始します。

患者さんの飲み忘れが少ない 1 日 1 回のヒドロモルフォンを使うことが多くなっています。当然、便秘や嘔気対策はします。また、痺れや骨痛があれば、鎮痛補助薬や、ジクロフェナクナトリウム経皮吸収剤（ジクトルテープ 75mg 2 枚）もよく使用しています。

■疼痛増強時期

オピオイドの量を増やし、レスキューも増量し使用するように指導します。強い痛みにはオピオイド持続投与（皮下注射や静脈内注射）を開始します。

■経口できなくなれば

オピオイドの鎮痛力価換算でフェンタニルクエン酸塩貼付剤へ変更します。副作用が少なく使用しやすいため、高齢者などでは最初から 0.5mg から使用する場合も多くあります。レスキューはフェンタニル舌下錠を使用しますが、口腔内乾燥で舌下錠が使用できない場合は、モルヒネ座薬も使用します。ジクトルテープ 75mg 2 枚も併用しています。

さらに、痛みが強くなれば、早めにオピオイド注射（PCA ポンプによる）に切り替えます。多数の訪問看護ステーションの看護師が PCA ポンプを使えるように教育指導しています。

＊永眠前で意識混濁などの状態でも、オピオイドは継続使用するようにします。状態が悪くなった際のオピオイドの減量は、痛みが出現し、患者さんを苦しめます。

6．オピオイドの主な副作用と対策

表7．オピオイドの主な副作用と対策

1）便秘（必発）	緩下剤の予防投与
	①便を柔らかくし（マグミット、酸化マグネシウム）
	②排便を促す（プルゼニド、ラキソベロン）
	③時に浣腸など
	新規薬剤：アミティーザ（便を軟化、排便）、スインプロイク（特異的）
2）悪心・嘔吐	制吐薬の予防投与（ノバミン、ナウゼリン、プリンペラン）
3）眠　気	経過観察、減量
幻覚・錯乱	減量・ハロペリドール投与
呼吸抑制	ナロキソン投与
口　渇	水分摂取・リップクリーム口腔内塗布
発　汗	発熱を伴う場合、NSAIDs 投与
掻痒感	抗ヒスタミン薬投与
4）排尿障害	α遮断薬投与・カテーテル導尿、尿閉
5）ふらつき・めまい	対策なし → 患者への注意喚起
6）ミオクローヌス	クロナゼパム投与

（Robert Twycross 他『トワイクロス先生の緩和ケア処方箋』医学書院、2010）

解説 オピオイドを使用する場合は、副作用対策は必須です。とくに便秘は必発であり緩下剤を使用し、オピオイド量が増えれば、緩下剤も増量します。吐き気や嘔吐があると、患者さんはオピオイドを服用しなくなるため、開始時には制吐剤を使用します。

　眠気は通常3～5日で慣れてくることを伝えるといいでしょう。幻覚や口渇、掻痒感などがあることや、排尿障害で急に尿が出なくなることにも注意します。副作用が強く出る場合は、減量やより副作用の少ないオピオイドに変更します。

7. 徐放性製剤について

徐放性製剤とは、薬の成分がゆっくりと溶け出し、効果が長く続くように加工したものです。

表8. 徐放性製剤

モルヒネ製剤	MS コンチン（10mg、30mg、60mg）	
	モルペス	
ヒドロモルフォン	ナルサス錠	1日1回 4mgから。
オキシコドン	オキシコンチン錠	モルヒネ製剤より副作用（嘔気など）が少ない。腎機能低下にも使える。
フェンタニル	フェントステープ	①貼りやすさ、はがれにくい、1日1回貼付する。②お風呂に毎日入れる。③疼痛のコントロールがしやすい。　（24時間ごとに投与量を微調整）④本剤初回貼付後及び増量後、少なくとも2日間は増量を行わないこと。

8. レスキュー投与　突発痛に対して

オピオイドを使用しても70%の患者は突出痛を感じる。

（Deandrea S,J Pain Sym Man2014）

表9. レスキューに投与の薬剤

①オプソ（5、10mg）：在宅で使いやすい
　アンペック座薬（モルヒネ）
②オキノーム（2.5mg から）
③ナルラピド錠（1mg から）

　新規レスキュー（フェンタニル）
④イーフェンバッカル錠（口腔内粘膜吸収剤）
⑤アブストラル錠（舌下錠）
　④⑤ともに30分後に同一量1回、2時間以上かけて1日4回までの投与
＊便秘、眠気、せん妄が少ない、腎機能低下例

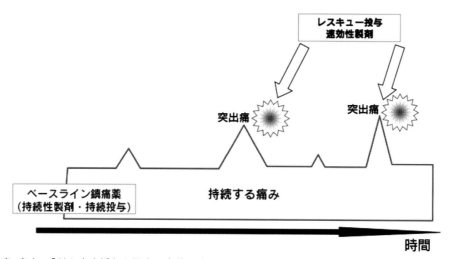

志真 康夫 「がん疼痛緩和と医療用麻薬の適正使用推進のための講習会」（平成17年2月11日）より改変

図16. レスキュー投与のタイミング

9. 在宅での痛みの管理

痛みのチェック表

施設のスタッフ（介護士）が痛みのチェック表を付けています。

事例〉92歳女性：末期肺がん、認知症、多発肝転移、肩甲骨に骨転移

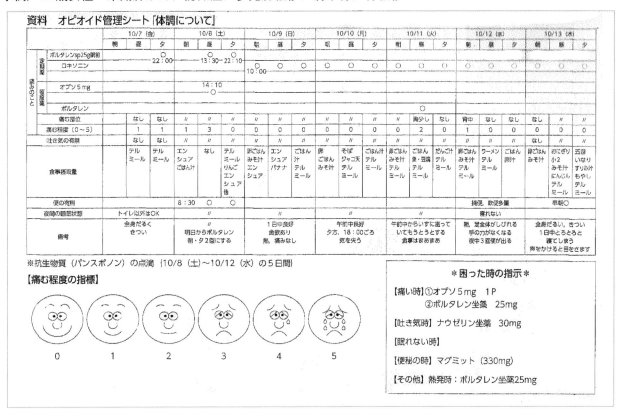

資料　オピオイド管理シート「体調について」

※抗生物質（パンスポノン）の点滴 〔10/8（土）～10/12（水）の5日間〕

【痛む程度の指標】

0　1　2　3　4　5

＊困った時の指示＊

【痛い時】①オプソ5mg　1P
　　　　　②ボルタレン坐薬　25mg

【吐き気時】ナウゼリン坐薬　30mg

【眠れない時】

【便秘の時】マグミット（330mg）

【その他】熱発時：ボルタレン坐薬25mg

解説 在宅療養では家族が介護者であり、多職種チームがそれぞれ異なる時間帯に訪問するために、わかりやすい痛みのチェック表が必要です。痛みの程度のみでなく、オピオイド量や種類、投与方法や副作用（吐き気、便秘や食事量）も記載し、患者さんに関わる専門職それぞれがよくわかるように記載する必要があります。とくにオピオイドを服用している場合は、必ず痛みのチェック表を作り、多職種全員が患者さんの状態を把握できるようにしています。

10. 注射によるがん性疼痛の治療　オピオイド持続注入（PCAポンプ）

　がん性疼痛が強くなり、内服や貼付剤ではコントロールが困難な場合は、早急にオピオイド注射剤による持続注入ポンプ（PCA〈Patient Controlled Analgesia〉ポンプ）を使用しています。PCAポンプは、患者さん本人がレスキューボタンを押すことで、自分で痛みをコントロールできます。投与方法も皮下注や末梢静脈や皮下ポートから投与などがあります。とくに強い痛みの時は、くも膜下チューブで対応できます。

■シリンジポンプ式

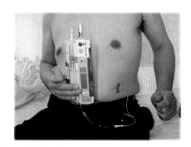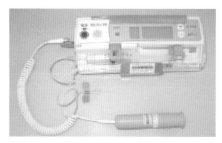

持続皮下注射（CSI:continuous subcutaneous injection）投与。携帯型シリンジポンプ。
PCAシステム機能付き（疼痛、沈静、サンドスタチンに利用）

　薬液量の微量調整（0.05ml/h）からでき、小型で使いやすいのですが、薬液10mlと少なく、1日に数回薬液の交換が必要なことがあります。疼痛、鎮静時に有用です。

■専用輸液バッグ式

　専用輸液バッグが、50ml、100ml、250mlと3種類あります。交換が数日に1回でよく、持ち運びもできます。PCA量の微量調整（0.1ml/h）もでき、**最も在宅向きです**。

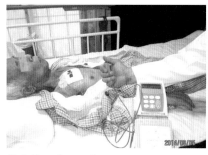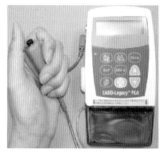

輸液ポンプタイプ
80歳代の男性患者　肺がん、頸椎転移。くも膜下よりモルヒネCSI持続投与

■ディスポーザブル型

　さまざまな型があり、薬液も60‐200ml注入可能です。流量は0.5ml/hと1.0ml/hと少なく、PCA量も0.5mlと1.0mlと2種類のみです。軽く持ち運びができます。疼痛に有用。

　使い捨てできますが、流量の微量調整がしにくくなります。

■オピオイド PCA ポンプ使用

事例〉82 歳、男性、肺がん、頸椎転移

病歴〉平成 XX 年 1 月 5 日、肺がんの治療にて手術。抗がん剤治療。

平成 XX ＋ 2 年 2 月、頸椎に転移。強度の痛みがありモルヒネ 1000mg 使用していた。

くも膜下カテーテルよりモルヒネを投与し、痛みが少なくなり、本人の強い希望により 3 月 10 日退院。

在宅経過〉平成 XX ＋ 2 年 3 月 10 日より在宅。訪問診療開始。痛みは少なくなり、外出もしていた。

平成 XX ＋ 2 年 4 月 10 日発熱、くも膜下感染で、医大に 1 カ月間再入院。カテーテル入れ替え。

平成 XX ＋ 2 年 9 月 15 日、がんの進展で自宅にて永眠（在宅日数 187 日）。

＊くも膜下 PCA ポンプによる疼痛コントロールは良好であった。

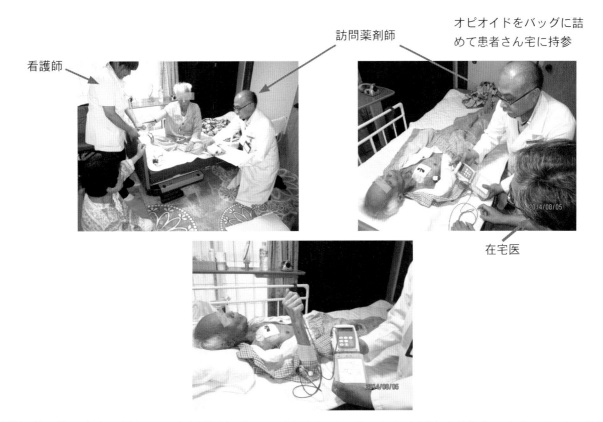

看護師　　　訪問薬剤師　　　オピオイドをバッグに詰めて患者さん宅に持参

在宅医

頸椎転移の強い疼痛に対して、くも膜下にチューブを入れて、そこからオピオイド注入をすることで、痛みが劇的に減少し自宅に帰ることができました。開始前はモルヒネ約 1000mg／日を服用していましたが、PCA ポンプで 30mg／日と約 1/30 の量になり、その後在宅で、約 6 カ月過ごして、安らかに永眠されました。

在宅現場では在宅医のみならず、薬剤師や訪問看護師と協働で PCA ポンプを患者家族に指導しています。

症状コントロール

■ 1. 全身倦怠感

■ がん患者の倦怠感

　患者さんが「だるい」「しんどい」「身の置き場がない」などと訴える症状を「倦怠感」といいます。

　倦怠感は身体的・精神的にエネルギーが減少したと感じる感覚であり、体だけでなく気持ちの症状でもあります。倦怠感は死が近づいた患者で最も多くみられる症状で、末期のがん患者の 78 - 96% が倦怠感を自覚するといわれています。

（Portenoy RK,Oncologist 1999 ）

■ 全身倦怠感の原因

1. 精神・心理的要因

　　①精神疾患：抑うつ・不眠・せん妄など

　　②心理的要因：病気に関する不安・悲嘆・スピリチュアルペインなど

2. 身体的要因

　　①がんに伴う苦痛症状の悪化：痛み・熱発など

　　②代謝異常：高カルシウム血症・脱水・高血糖、低 Na 血症

　　③感染症の合併：肺炎・尿路感染・カテーテル感染・敗血症

　　④貧血（Hb:8g/dl 以下で、ふらつきなど症状があれば輸血を考慮）

　　⑤低酸素血症

　　⑥臓器不全：腎不全・肝不全

3. 薬剤性

　　①オピオイド鎮痛薬や睡眠薬による眠気

　　②抗精神病薬・制吐剤によるアカシジア（静座不能症：錐体外路症状の一つ）

4. 腫瘍によるがん性悪液質

■ 全身倦怠感に対する治療

a）コルチコステロイド

　　がんの患者ではいわゆるがん性悪液質（cachexia カヘキシー）が倦怠感に関係すると考えられている。悪液質に伴って生じる倦怠感には、コルチコステロイドが有効である。

用量：デカドロン 4mg（0.5 - 1T）、リンデロン®1 - 4mg（2 - 8 T）/ 日またはプレドニン®5 - 20mg/ 日：朝 1 回 or 朝・昼分 2 で投与

　＊効果は 2 - 3 日で得られ、しばしば著効を示す。有効であった場合、効果が維持できる最低限の量の投与を続けるが、治療効果は平均 1 カ月で減弱する。逆にせん妄・不眠などの精神症状を悪化させることが多くなるため、がんによる全身状態の悪化が日単位となった時点でステロイドを減量・中止する。

b）抗不安剤（デパス、セニラン座薬など）。少し傾眠にすることで、きつさが取れる。

c）ケア：体位やマットの工夫や、保清、アロマ、環境整備

d）高度の倦怠感　鎮静も考える（浅い〜深い鎮静）

（Breure EC、Cancer Treat Rep 1985）

全身倦怠感はがん末期患者の 80% 以上にあり、在宅でもよく遭遇します。多くはがん性の悪液質が原因ですが、なかにはその原因として高カルシウム血症や、感染症（尿路感染症や肺炎）や低酸素血腫、高度貧血などがあり、これらは治療すると症状が改善するため、見逃してはいけません。薬の副作用で起こることもあります。末期がんの在宅期間は 1 カ月前後のことがあり、治療法として、ステロイドの短期使用は有効です。

2．食思不振

　食思不振はがん患者のターミナル後期では 80% 以上起こる自然なことであり、"食べないと弱る"などの発想が患者を苦しめます。

　「食べられるだけでいいですよ」と言ってあげることも大切です。

食思不振に対する治療

a）コルチコステロイド

用量：デカドロン 4mg（0.51T）、リンデロン® 1 − 2mg（2 − 4T）：朝 1 回 or 朝・昼分 2 で投与

　効果は 1 − 3 日で得られ、しばしば著効を示す。治療効果は平均 1 カ月で減弱する。がんによる全身状態の悪化が日単位となった時点でステロイドを減量・中止する。

b）プリンペラン 3T　3 ×

　胃内容に停滞があれば効果がある。

c）アナモレリン塩酸塩（エドルミズ）

　最近発売され、食思不振や倦怠感に使われる。50mg 2 T 空腹時（起床時）使用。疾患が肺がん、胃がん、膵がん、大腸がんに限定され、狭心症やうっ血性心不全患者には使えない。予後が 4 カ月を期待できる人や PS3 以下が推奨されている。

d）ケア

①食事の工夫：薄味、のど越しのよいもの、シャーベットなど

②口腔内ケア：とても大切で、口腔内が清潔になると食べだす人がいる。

③精神面や環境整備

point 患者の食事量が減ってくると家族は落胆し、無理に食べさせようとしがちになります。このような家族には、多くカロリーを取るとがんも急速に大きくなるので、ほどほどの量で、食べられるだけで十分なことを伝えることも大切です。経口が少量の場合は、氷片やかき氷などを口に入れると、患者さんに喜んでもらえることがあります。

3. 不眠のコントロール

がん患者の不眠は30-50％の頻度で起こります。長く続く不眠は、患者と家族・介護者をひどく疲れさせるため、積極的に治療することが必要です。

（Savard J,J Clin Oncol 2001）

■不眠の原因

1. コントロールされていない身体症状：痛み、息苦しさ、咳、下痢、頻尿、かゆみ　など
2. 不安：不十分な病状説明による不安、睡眠中に死ぬかもしれないとの恐怖
3. 精神疾患
   ・高齢者の夜間せん妄、うつ状態による早朝覚醒
   ・肝性脳症など代謝性精神疾患
4. 薬物による不眠
   ・利尿薬・副腎皮質ホルモン・睡眠薬、安定剤の中止（離脱症状による不眠）
   ・カフェイン

■不眠の治療

睡眠剤の種類

a）超短時間作用型：マイスリー（ゾルピデム）、アモバン、デパス、ルネスタ

b）短時間作用型：レンドルミン、（ハルシオン）、高齢者（ロゼレム、ベルソムラ、デエビゴ）

c）中～長時間作用型：ロヒプノール、サイレース、ベンザリン

d）著しい不眠：ヒルナミン（5 - 25mg）、コントミン（12.5 - 2.5mg）

e）内服できない時：セニラン座薬 1 - 2 個、ドルミカム＋生食 100ml、ロヒプノール点滴

＊環境整備も大切

解 説 在宅の場合、患者さんの不眠は家族の疲労につながり、その期間が長くなるほど疲労の度合いも強くなり、在宅を継続できなくなる場合があります。不眠の原因を除去しても、不眠が継続すれば睡眠剤は使用すべきです。使用に際しては、高齢者や体力が低下した患者さんが多く、短時間作用型を使用しています。眠剤も効果が強すぎると朝起きなくなり、生活リズムが崩れるため注意が必要です。

4. せん妄

末期がん患者の 27 - 83％に出現する。

（Lawlor PG,Archi Intern Med 2000）

■特　徴

①急性に発症

②数時間から数日持続

③一過性であり、通常は可逆性

④全般的な認知機能障害（意識障害、多動、不穏状態、幻覚、言語障害、失見当識、記憶欠損、傾眠傾向など）

（a）多動・過覚醒型と（b）寡動・低覚醒型がある。（Bruera　E,et al:Cancer,2009）

■せん妄症状

①幻覚・幻想

②自分がいる場所が分からない（家と病院の区別ができない。ホテルにいると思う）

③時間が分からない（昼と夜の区別がつかない）

④つじつまが合わないことを言う

■せん妄の原因

①著明な全身衰弱

②肝不全

③薬物

④脳腫瘍

⑤腎不全

⑥高カルシウム血症など

■せん妄の治療

a）原因の除去
　薬剤（モルヒネ、ステロイド、精神薬、抗パーキンソン病剤など）の減量、中止

b）高カルシウム血症の治療

c）向精神薬

　①リスパダール（錠剤 1 － 2mg を 1 日 1 － 2 回、液剤 0.5ml、1-2ml を 1 日 1 － 2 回）

　②セレネース（錠剤 0.75mg を 1 日 1 － 3 回、液剤 0.5 － 1.0mg、注射剤 10 － 30mg の持続投与：1ml=5mg）
　＊錐体外路障害（パーキンソン用）アカシジアの副作用に注意。

　③クエチアピン（25mg）：作用時間が短い。（Tahir TA,J Psychosom Res 2010）

　④ベンゾジアゼピン：ブロマゼパム坐薬 1 個

　⑤ロナセンテープ（20 － 40mg）：経口ができない患者に有効であり、最近使用が増えている。

　⑥シクレスト舌下錠（5mg）

d）ケア　　　　　　　　　　　　　　　　　　　　　　　　　　（Cole MG et al:CMAJ,2002）

　①コミュニケーション：不安・恐怖心、当惑

　②環境整備

　③家族の協力

point 在宅の場合、家族は患者さんと常に接しているため、せん妄を起こすと家族は極めて混乱してしまいます。「お父さんが馬鹿になった。認知症になった」など驚いたり、恐怖したりします。その場合は、これはせん妄で一過性のことであり、治ることを理解してもらうようにします。以前はセレネースやリスパダールをよく使用していましたが、近年はクエチアピン 12.5 － 25mg を使用しています。

　クエチアピンは 1 日 1、2 回で効果が出ます。ただし、糖尿病患者では使えません。終末期には経口ができなくなるため、最近ではロナセンテープ（20 － 80mg）を貼付し使用していますが、多動がおさまります。また、舌下錠もあります。

5．呼吸困難のコントロール

定　義：呼吸時の不快な感覚（呼吸に伴う違和感、不快感、苦痛を感じる状態）

（the American Thoracic Society 1999）

■呼吸困難に対する治療

〈一般的対策〉

呼吸困難　　　　　呼吸不全
主観的症状　　　　客観的症状
（息苦しさ）　　　（PaO2 低下、60mmHg 以下）

＊ PaO2：動脈血酸素分圧

①姿　勢

　　まずは頭を上げ半座位にする：鉄則。悪いほう（片側）を下にした、側臥位にすると楽になりやすい（ただし、良いほうを下にしたほうが楽になる場合はある：無気肺）。

②部屋の環境　窓を開け、風を送る。室温は低めに、湿度は高めに。

③不安の軽減

■呼吸困難に対する酸素療法

１）SpO2 低下：ためらわず酸素投与

酸素 1 － 2L/ 分：改善目標は 92% 以上。ただし、COPD（肺気腫）の時は O2 は 1L/ 分、90% で十分である。

２）SpO2 正常（95% 以上）：

メリット
１）低酸素の改善
２）安心感
３）空気の流入
呼吸を意識

デメリット
１）口渇感増大
２）束縛感
３）行動、ADL の制約
４）コスト

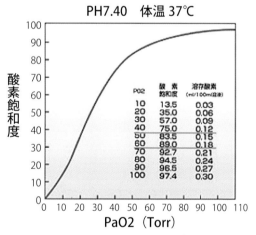

PH7.40　体温 37℃

PO2	酸素飽和度	溶存酸素（ml/100ml血液）
10	13.5	0.03
20	35.0	0.06
30	57.0	0.09
40	75.0	0.12
50	83.5	0.15
60	89.0	0.18
70	92.7	0.21
80	94.5	0.24
90	96.5	0.27
100	97.4	0.30

SaO2：90%（呼吸不全）
SaO2：75%　危険
図 17．酸素解離曲線

　ただ、漫然と続けない。SpO2 の数値でなく、本人の改善感で評価する。

■呼吸困難の対処療法

a）　酸素投与　　＊低酸素時のみ効果あり

b）モルヒネ：第一選択　　　　　　　　　　　　　（Bruera E,Ann Int Med 1993, Mazzocato C,Ann Oncol 1999）

　1）塩酸モルヒネ1回2－5mg より1日4－5回経口投与で開始。

　2）持続皮下注法：0.5mg/h（12mg/ 日）から 1.0、1.5、2.0 と増量する。

　3）すでに使用していれば、モルヒネの量を 25-50% 増量。

c）抗不安薬：モルヒネの併用で効果　　　　　　　　　　　（Navigante AH,Pain Sym Manage 2006）

　1）エチゾラム1回 0.5－1.0mg を1日2－3回。

　2）アルプラゾラム1回 0.5－1mg を1日2－3回、モルヒネとの併用可能。

d）　ステロイド

　　リンデロン2－24mg/ 日（半減期が長く、副作用が少ない）　2－4週間を限度とする

（参考文献：「がん患者の呼吸器症状の緩和に関するガイドライン」2012 版、日本緩和医療学会編）

> **point** 推奨されているのは：モルヒネのみで、5－10mg で十分であり、すでに内服している場合は 25－50% 増量します。抗不安薬はモルヒネの併用で有効です。在宅現場では患者さんや家族がモルヒネを嫌がる場合もありますが、エチゾラム 0.5mg のみの服用も効果がみられることがあります。試しみてもいいでしょう。
> 　呼吸苦には、モルヒネが著効する症例を多く経験しました。服用できなくなれば、モルヒネ PCA ポンプ（24 時間皮下注）の投与が効果があります。オキシコドン内服液とモルヒネ液の有効性は、後者が高くなります。

■痰がつまって息苦しい時は

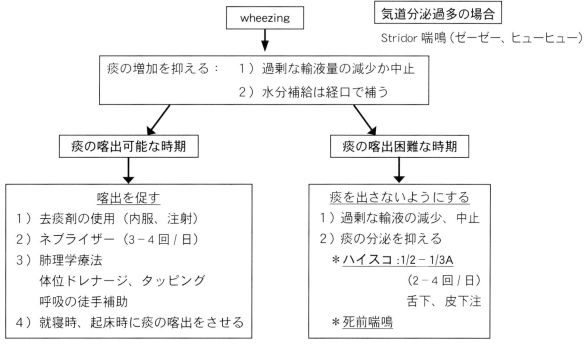

（木澤義之、他『実践緩和ケア』青海社　2013）（Widiers H et al,J oi Symptom Manage.2009）

図 18. 喘鳴への対応

> **解説** 在宅の臨床で、終末期に痰がつまりゼロゼロして苦しむ患者さんを診ることがあります。それを見ている家族は不安が募ります。痰の喀出ができるといいのですが、多くは痰が出せません。永眠の数日前によく起こることあり、「死前喘鳴」とも言われます。
> 　点滴を最小限にし、ハイスコ 1/2 から 1/ 3 の皮下注が痰の分泌を抑え有効です。また、意識混濁のことが多く、家族には患者さん本人は苦しくないことも伝えるといいでしょう。

スピリチュアル・ケア

　人間にとっていちばん<u>つらく・苦しいことは死ではありません。終末期には自分でできることが少なくなり、自己決定ができなく、自分らしさが失われること。そのような自分の状態を認識し、今、生かされていることがつらい、生きることがつらいのです</u>。

1. スピリチュアル・ケアとは

終末期患者の魂の叫びを聞こう

「限られた命のなかで、生きる意味、生きる意欲、生きる目的を見出す」

(村田久行『ケア思想と対人援助』川島書店　1998)（小澤竹俊『医療者のための実践スピリチュアルケア』日本医事新報社　2011)

■スピリチュアル・ペインとは

例 1) 60 歳台　男性「有効な治療はすべてした。これからはこのままジーっと死を待つしかないのですか」

例 2) 80 歳台　女性「病気になって、不幸なことばかり、こんな生活の中に幸せなんかあるわけないじゃない、ああ、毎日は苦しいことばかり、ああ、早く死にたい」

例 3) 70 歳台　女性：膵臓がん：脊椎転移で下半身麻痺となり、おむつをあててベッドで寝ている。「何もできなくなった、こんなに皆に迷惑をかけるのなら死んだほうがましだ。ああ早く終わりにしたい」と涙ながらに訴えられた。

■スピリチュアル・ケアの基本

相手の気持ちに寄り添う

1）患者さんとの信頼関係を作る。

2）患者さんをひとりぼっちにしない。

3）共にいる：Not doing but being

　何もできなくても、傍にいることはできる。

　何かをするのでなく、傍にいることが大切である。

4）ひたすら傾聴する。

5）支えようとするのでなく、寄り添うこと。

　つらい現状にいる患者さんと家族を常に支えつづけることは困難です。その時は、寄り添うだけでよいのです。それが、一番のスピリチュアル・ケアにつながります。

　<u>医療者のみならず、介護スタッフ全員で患者さんと家族を支え、寄り添うことが重要です。</u>

　苦しんでいる　あなた自身　にはなれないけれど、あなたの理解者　にはなれる。

　＊患者さんは、この人は私の気持ちがわかってくれる。私の理解者だと思えるだけで、こころは穏やかになります。

2．傾聴とは

相手の気持ちに寄り添う

最も大切なスピリチュアル・ケアの方法です。誰にでもできる方法ですが、単に話を聞くのだけでなく、援助的傾聴が必要です。

■援助的傾聴とは

話を聴いてもらって、相手が、自分のことをわかってもらえたという聞き方を目指します。よく聴いてもらえると、気持ちが落ち着き安心できます。自分自身の考えが整理され、生きる意欲がわいてきます。

■傾聴の方法
1）メッセージを反復する：他者を介して自己の理解を深める
2）相手の感情の次元に焦点をあてる。：苦しみやつらさ
　問いかけ：「〇〇と感じているんですね」
　相手の思いを明確化する
3）待つこと：沈黙

（村田久行『ケア思想と対人援助』川島書店 1998）

■事例1〉70歳台女性：終末期の肺がん
「わたしはもうダメなのでしょうか」と言われたらどのように返答するか
1）そんなことを言わないで、もっとがんばりましょう。（激励型）
2）そんなことは心配しなくていいですよ。（説得型）
3）どうしてそんな気持ちになるんですか。（調査型）
4）すみません、今忙しいので、後で聞きます。（逃避型）
5）もうダメなんだなーと、そんな気がするんですね。（支持型）

point 激励型や説得型、調査型などがよくあります。とくにつらいのが、「頑張りましょう」と安易に激励するのは、言われた患者さんも疲れてしまいます（これほど頑張ってきたのに、まだ、頑張るのですか）。また、「逃げることはよくない」と言うのではなく、「逃げたくなる気持ちはわかります」。メッセージを反

復することで、患者さんは、思わず「そうなんです」と同意の気持ちになります。私の気持ちをわかってくれたと思うことで、患者さんのこころは和らぎます。

■事例2〉援助的傾聴を行った症例　65歳男性　肺がん末期

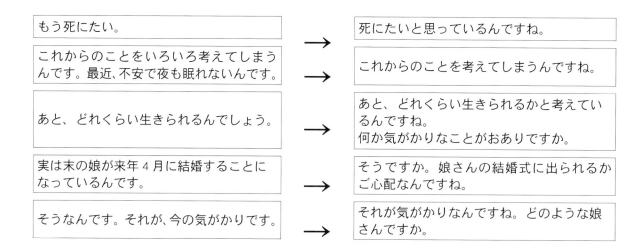

もう死にたい。	→ 死にたいと思っているんですね。
これからのことをいろいろ考えてしまうんです。最近、不安で夜も眠れないんです。	→ これからのことを考えてしまうんですね。
あと、どれくらい生きられるんでしょう。	→ あと、どれくらい生きられるかと考えているんですね。 何か気がかりなことがおありですか。
実は末の娘が来年4月に結婚することになっているんです。	→ そうですか。娘さんの結婚式に出られるかご心配なんですね。
そうなんです。それが、今の気がかりです。	→ それが気がかりなんですね。どのような娘さんですか。

解説 肺がん末期でベッド上の生活で動けない男性患者：そのような状態で、ある時「もう、死にたい」とつぶやかれました。そこで、メッセージを反復する。そして沈黙し、相手の言葉を待つ。問いかけをする（何か気がかりなことはありますか）。また、メッセージを反復する。「そうなんです」という患者さんの言葉は、私の気持ちをわかってくれる人に出会えたと思った時に発せられます。

このあと「どのような娘さんですか」という問いかけに、彼はうれしそうに幼少期からの娘の思い出を語り続けられました。そこには笑顔があり、また、明日を生きていこうという力がみえました。援助的傾聴の大切さがわかる事例です。

■病に苦しむ終末期の患者さんに対して

人間の温かさを感じてもらい、大切にされていると思ってもらえる関係を築くには、相手のことを理解することが重要です。

自分のことをわかってもらいたい
生きていくことは苦しいけれど
愛されたい。無視されたくない。

2人で喜べば、喜びは2倍になり、

2人で苦しみを分かちあえば、苦しみも1/2になる

point 看護師さんの中に、彼女が終末期の患者さんのプライマリーナースに（担当）なると、患者さんにいつも笑顔がともる人がいました。私は、何か特別なケアをしているのか、と不思議でした。

彼女は患者さんが便秘で苦しんでいるとき、便が出たら、「いい便が出たね。よかったね」、食事が少し食べられたら「よかったね、今日はこれが食べられた」と患者さんと一緒に喜んでいるのです。そして逆の場合は、「大変だね、つらいね」と苦しみを共にしていました。

喜びが2倍に、苦しみは1/2になる、そんなケアが患者さんのこころを癒していきます。医師でも看護

師でも、ケアマネジャーでも誰もができるケアです。

気持ちに寄り添うことで、患者さんは最後まで活き活きと輝いて生き抜いてくれます。

３．実存的苦痛に対するディグニティセラピー

定　義：自分の存在と意味を再確認させ、患者の尊厳を維持させる。

苦しみは死ではなく、何もできなくなっていくこと、つらいことである。以前の輝きを思い起こさせる。

方　法：質問

１）あなたの人生で、最も大切に思っていることを話していただけますか。

　あなたが最も活き活きしていたと感じるのはいつ頃ですか？

２）あなた自身について、とくに家族に知ってもらいたいことはありますか？

３）あなたの人生で最もうれしかったことはなんですか？

４）あなたにとって最も誇りに感じていることは？

５）あなたが人生で学んだことで、他の人に伝えたいことはどのようなことですか？

６）将来、家族に役に立つように、残しておきたい言葉や助言はありますか？

　■事例〉80歳女性　乳がん末期

　彼女は家に帰ったがいつもつらそうな顔をしており、訪問看護師が行ってもまったく笑顔が出ませんでした。ある日、私が診察した後に、訪問した看護師が、「先生、笑っているＡさんを初めて見ました。先生は何をされたのですか」と尋ねられました。

　この時に行ったのが、ディグニティセラピーでした。

　「おばあさん、今まで生きてきて一番うれしかったことはなんですか？」

　暫く沈黙がありましたが、ぼそっと「子どもが生まれたときかな」と言われました。その時私は、「私の妻は出産のときにあまりの痛さに、楽にしている私を罵倒したそうですよ」と言うと、すぐに「男の人にはわからん」、「子どもが生まれて、小さな手が動いて、目がパッチリとしてうれしかった」と返ってきました。

　その後も会話がつづき、「その子が幼稚園の時、鉄棒ができてね、小学生の時は足が速くて……」と話がはずみ、笑顔が一杯でした。

　ディグニティセラピーとはその方が大切にしていた出来事やうれしかったことを思い出すことで、輝く笑顔を取り戻すことです。つらい時には、楽しかった思い出やうれしかったことを語ることで生きる意欲が出ることがあり、それを聞くことも大切です。

４．在宅で実践するスピリチュアル・ケア〈1〉 訪問開始時にする2つの質問

１．今、気がかりなことがありますか？

２．あなたの興味があること、好きなことは何ですか？

> point 「痛みがありますか」ではなく、気がかりなことを聞くことで、その人の悩みがわかります。自分のことより伴侶のことや仕事のことを心配していることなどわかってくると、その人の全体像が見えてきます。また、好きなことや興味があることを聞くことで、話がはずみ、コミュニケーションがとりやすくなり、信頼関係にもつながっていきます。
>
> 　訪問するとき、家の中に野球の写真や魚拓などがあれば、野球や魚釣りを話題にすると話がはずみ、患者さんの緊張が解けていきます。

5. 在宅で実践するスピリチュアル・ケア〈2〉終末期の患者に言ってはいけない2つの言葉

1.「頑張れ！」

患者さんはもう十分に頑張っています。ではどう言えばいいのでしょうか？

「頑張れ！」でなく 「よく頑張ったね」と言ってください。

──70歳台の終末期患者：病院から退院して在宅で療養しています。多くの知人や友人が自宅に見舞いに来てくれます。そして友人たちは、「また来るから、頑張って」と言って帰っていきます。これが続いたとき、彼は「もう友だちは誰も来なくていい。みんな、頑張れという。これだけ頑張ってきたのに、まだ、頑張らないといけないのか。もう会いたくない」と言いました。

2.「もっと食べなさい」

もう患者さんは食べられないのです。

「もっと食べなさい」でなく、「食べられるだけでいいですよ」と言ってください。

相手の今までの苦労をねぎらってください。患者さんも家族も、頑張ってきたことを認めてもらいたいのです。

──「もっと食べなさい」これは家族がよく言う言葉で、終末期に食事量が落ちていくときに家族もつらくなり「食べないと死ぬよ」などと言います。患者さんもつらいのです。「食べられるだけでいいですよ」と言うと、患者さんはほっとした顔になります。また、家族には、「十分に栄養を摂るとがんも急速に大きくなります。ほどほどの食事でいいですよ。アイスクリームやジュースなどでもいいですよ」と伝えるようにしています。

とてもとても大切な患者さんとご家族とのコミュニケーションの第一歩です。

この言葉で、信頼関係が生まれます！！

6. 在宅で実践するスピリチュアル・ケア〈3〉返答に困るような問いかけに答える

1.「私の病気は治るのですか？」

ある末期がんの患者さん（すべて治療を終えて、自宅や病院に居る）は治らないことは気づいていて、終末期を家で過ごしていました。しかし、現場ではよくこの問いかけをされることがあります。「治る」と言ってもらいたいのです。

私の答え方：「治ります」とうそをつくと、あとで本人も医療者も苦しむことになります。「治ると言ったのに治らないではないか」と、不満が多くなる。

「治りません」これは事実です。治らないのは事実だから、そう言ってよいという意見もあります。しかし、医療者から改めてそう言われるとショックが大きい。在宅で最期の時間を過ごすために帰ってきている患者さんには酷です。

では、何と答えるのか。

私は「治るのは難しい」と答えます。「あなたは治るのは難しい病気にかかっていて、その悪い奴は、あなたの体の中に潜んでいます。なかなか仲良くしにくい奴ですが、共存していきましょう。穏やかに過ごせるように私たちが援助します」と答えるようにしています。このときは「悪い奴とこれからは共存していくしかないのか。まあ、先生、よろしくお願いします」と言われました。

「治るのが難しい」という言葉は、もしかしたら治るかもしれないという希望にもつながり、患者さんのこころを苦しめない言い方です。誰もが奇跡を信じたいのです。

２．「死んだらどうなるのですか、教えてください。あの世はあるのですか」

　突然、終末期のがん患者からこのような質問を受けることがあります。このような問いに急に答えることは難しいです。この場合は相手のどうしようもない不安を和らげる（緩和する）ことを目的にします。

　私の答え方：自分の考えを言うのでなく、まず、「あなたはどうお思いですか？」と尋ねることにしています。患者さんは何かしらの考えを持っている場合があり、それを聞き出すようにします。

　例えば、「何かよい世界があると思います」「何もない気がする」など、そういう相手の想いを聞き出すことが大切です。

　患者さんの言葉を聞いてから、「私も死んだらどうなるのかはよくわかりません。でも、素晴らしい世界が待っていると思っています。死んだ父や母が出迎えてくれる幸せな世界があると思います」と答えるようにしています。

　高木慶子シスター（現職は上智大学特任教授、同グリーフケア研究所所長）から教わったのは、「あの世のことは誰も知らない。知らないのなら、素晴らしい世界があると伝えたほうがいいです。絶対そう言うべきです」

　そう言うことで、終末期患者さんの不安は和らぎ落ち着きます。スピリチュアル・ケアになります。

３．「何故、私だけがこんな目に遭わないといけないのですか、今まで真面目に生きてきたのに。 先生、看護師さん、教えてくれ」

　在宅の現場では、終末期の患者さんからこのように急に問われることがあります。患者さんは、この不条理に耐えきれずに苦しんでいるのです。また、怒りもあるのです。

　「あなたはそのような運命でした。運が悪かったですね」とはとても言えません。援助的傾聴でメッセージを反復することも確かに有用ですが、怒りを伴った言葉に対しては、患者さんのこころのケアは不十分です。また、患者さんの「何故、自分だけが」という問いに答えようとしても答えがないこともわかります。

　このような場合、私は一緒に悔やむことにしています。

　「あなたのような素晴らしい方がどうしてこんな病気になったのか、私も悔しいです。神様がいたら、"馬鹿野郎！"と言いましょう」、一緒にその思いを共有することが大切だと思います。質問に回答することが目的ではなく、患者さんのこころを少しでも和らげることが目的だと知ってもらいたい。

　患者さんが"この人なら私の気持ちをわかってくれる。理解者だ"と思ってくれればよいと思います。

Ⅳ. いま、在宅医療にできること
高度医療ニーズに対する在宅の取り組み

在宅でできる医療

■在宅でできる医療処置

以下のような医療処置は在宅でできます。

①採血（血液検査）

②検査（エコー、心電図、レントゲンなど）

③薬の処方

④胃ろう（PEG）や経鼻栄養カテーテル管理：栄養管理

⑤気管切開などの管理、在宅酸素、褥瘡処置、その他の外科的処置など

■在宅での高度医療ニーズへの対応

1．中心静脈栄養（持続投与：カフティポンプ）

2．胸水や腹水の除去など

3．在宅輸血

4．人工呼吸器、抗がん剤治療の継続、重症心不全に対するドブタミン持続投与

5．皮下点滴の応用

6．鎮　静（セデーション）

7．急性増悪リスクアセスメントと再入院の備え

■重症や高度医療ニーズの患者の在宅希望

　さまざまな治療をしている患者さんが在宅を強く希望された場合、在宅側でもそれらを継続できる準備と知識が必要で、多職種とのより密な連携が必要になります。それができないと高度医療ニーズがある患者さんが希望する在宅へ帰れなくなります。

　また、在宅医療の進歩に伴い、重症者やさまざまな合併症（心不全、呼吸不全、腎不全、認知症、統合失調症など）のある患者さんが増加しています。多岐にわたる知識とともに、専門医の医師との協働も必要となります。

1．中心静脈栄養（24時間持続投与）

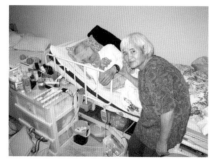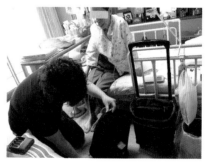

（左）76歳男性：食道がん末期　（右）50歳台女性：卵巣がん末期。専用輸液バックで外出可能

解説 CVポートなどから高カロリー輸液を投与していたがん患者さん（腸閉塞などで経口ができない）も在宅に帰ってきます。高齢で経口ができず、胃ろうや経鼻栄養を嫌い、IVHカテーテルを大腿静脈から行う患者さんも増えています。

　当院では常時、10名以上の中心静脈カテーテルを留置した患者さんをカフティポンプを使い在宅で診ています。カフティポンプは扱いが容易で、安全装置やブザーがあり、在宅で家族だけでも管理ができます。点滴の交換は訪問看護師が行います。また、専用のバッグに入れれば外出もできます。

▌2．在宅で腹水、胸水除去

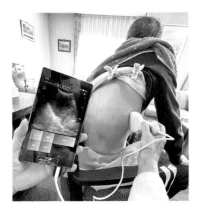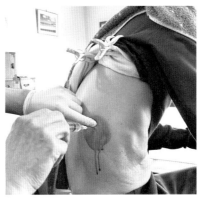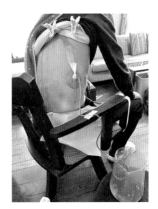

■事例〉71歳男性、肺がん　がん性胸膜炎　約900ml；毎週除去している

　がん患者では腹水や胸水が貯留し、腹満や呼吸苦に苦しみます。このため、在宅でもポータブルでエコーを使用し、腹水、胸水を除去しています。腹水は仰臥位で、エコーで確認し、最も腹水量が多く、取りやすい場所から除去します。通常、約2000 - 4000mlは除去し、低アルブミン血症には適宜、アルブミンも投与しています。

　胸水は増加すると呼吸苦や体動時の息切れとなります。肺を穿刺する場合の合併症は在宅では重篤になるため、必ずエコーで確認して、座位（椅子に座ってもらうか、ベッドではオーバーテーブルにかがんでもらう）の体位にして、側胸部から背部を穿刺し胸水を排除します。無気肺となるほど大量の胸水の場合以外は、仰臥位では肺を損傷する危険性があります。やまおかクリニックでは、毎年20 - 30人の方に胸水、腹水除去をしています。

▌3．在宅輸血

　白血病のような輸血依存性（毎週輸血）の終末期患者さんが在宅を希望した場合は、在宅で輸血をしなければ自宅で過ごすことはできません。また、在宅療養中に胃がん、直腸がんなどで腫瘍から出血がある患者さんや抗がん剤後で著明な貧血がある患者さんが在宅で有意義な時間を過ごすためには輸血が必要となります。在宅輸血をすることで、入院せずに希望の在宅で最後まで過ごせます。

■輸血の適応や方法（「在宅赤血球輸血ガイド」北澤淳一他、日本輸血・細胞治療学会 2017年）

1．対象疾患
　①慢性疾患（血液・悪性疾患、腎疾患、消化器疾患、通院困難で在宅治療中の貧血など）
　②終末期病態

2．適　応
赤血球濃厚液（RCC-LR）
　①在宅適応：1）Hb:7.0g/dl 未満　2）有症状　3）予後が1カ月期待される症例（ただし、血液疾患は除外）
濃厚血小板（PC）
　1）Plt: 2万以下　2）出血傾向　3）予後が2週間期待される症例

３．条　件
　①原則として輸血歴があること（実際には在宅での初回輸血例もある）
　②輸血以外で病態を改善できないこと
　③安定した病状であること
　④患者に意識があり、協力的であること
　⑤患者付添人がいること
　⑥在宅医、訪問看護師などが 24 時間連携していること

４．インフォームド・コンセント（説明と承諾）
　在宅輸血に関する説明書と同意書：本人と家族に承諾を得る

５．実施すべき検査
　①血液型検査
　②不規則抗体検査：検査センターの外部委託
　③交差適合試験（クロスマッチ）
　④輸血感染症対策：使用済みバッグ保管

６．患者付添人の配置
　輸血開始後 1 時間は医療者が同席、その後数時間（6 時間）は付添人が居る

７．血液製剤注文時の注意
　血液製剤保管設備：適切な温度管理（4℃± 1℃）

８．輸血実施
　①血液製剤の確認（血液型、交差適合試験の結果、最終有効年月日など）。必ず医療者 2 名（在宅医と訪問看護師）で行う
　②輸血前患者バイタルサインなど
　③輸血速度：開始 10 ― 15 分間 1ml/h から
　④輸血中の観察（開始後、5 分、15 分、30 分後、60 分後、終了時）
　⑤輸血中や輸血後 6 時間まで有害事象の観察
　⑥診療録への記載：20 年間保管
　⑦輸血後：有害事象の検査確認

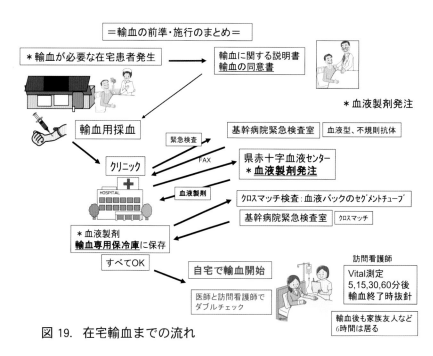

図 19.　在宅輸血までの流れ

解説 在宅で輸血する場合に、必ず医療関係者（在宅医、訪問看護師）2名でダブルチェックすることと、訪問看護師は最低でも60分間は輸血後患者の傍に付いているようにしています。輸血終了時は看護師が抜針し、バイタルチェックをします。独居者の場合は、付添人が居ないときは輸血をしません。付添人（多くは家族）は必ず傍にいてもらい、輸血後6時間は様態を観察してもらうようにしています。

　　また、輸血用の血液（赤血球も血小板）は直接、県の赤十字センターから輸送してもらい、クリニックの4℃血液製剤専用保冷庫に貯蔵しています。在宅輸血は年間20－30例で、毎週3－5名に輸血することもあり、管理は厳格にしています。また、急変や蕁麻疹などの副作用に備えて、昇圧剤、ステロイド、抗ヒスタミン剤などを常備して在宅へ持って行くようにしています。

■4．やまおか在宅クリニックの輸血例

■やまおか在宅クリニックの在宅輸血実績

在宅輸血161例（2022.12まで）
がん患者157例、非がん患者4例（腎不全2名、ALS1名、筋ジストロフィー1名）

がん（悪性腫瘍）157例

①悪性血液新生物（造血器腫瘍）　55例
白血病：21例
骨髄異型性症候群（MDS）：20例
多発骨髄腫：3例
悪性リンパ腫：8例
その他：3例
②胃がん：19例
③前立腺がん：11例
④結腸がん：各11例
⑤乳がん：10例
⑥直腸がん：7例
⑦肺がん、膀胱がん、子宮がん、すい臓がん：各6例
⑧卵巣がん：4例
⑨肝細胞がん：3例
⑩その他のがん：13例

在宅輸血量：

①赤血球輸血（161例）：2－196単位（平均9.8単位）
②血小板輸血（36例）：10－130単位

在宅輸血の合併症：

7例（蕁麻疹、かゆみ、発赤など血行動態に変化を及ぼす重篤な症例はない）

解説 当院では在宅輸血を161例行いました。うち157例は悪性腫瘍であり、悪性血液疾患が最も多くなっています。赤血球のみならず、血小板輸血をすることで、末期白血病患者も最後まで希望する在宅で過ごすことができました。大きな輸血の合併症はありませんでした。

■症例〉11歳男児：小腸原発リンパ腫、小腸穿孔

9歳で小腸原発バーキットリンパ腫を発症し、大量化学療法（末梢血幹細胞移植2回）施行。その2年後、壊死性腸炎、壊死腸管穿孔し入院していましたが、本人と家族の希望で自宅へ。

高度医療：①経口できず：IVH：CVカテ（24時間持続投与：カフティポンプ）　②疼痛があり、持続注入投与CSI（PCA付き：オキファスト）を自宅で継続、さらに輸血（2週間毎の赤血球輸血と血小板輸血）を継続し、自宅で永眠（在宅期間119日間）。

在宅医は週に2-3回、訪問看護師：連日2-3回、薬剤師：週に1回：多職種でみていった。

永眠後、お母さんから「先生や看護師さんのおかげで、大好きな兄たちと自宅で最後まで過ごせました。本当にありがとうございました」と言われたとき、涙がこぼれました。

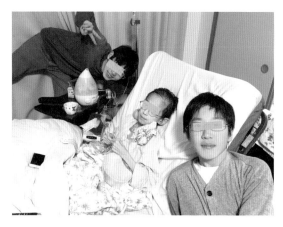
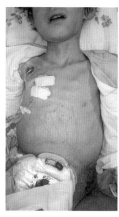
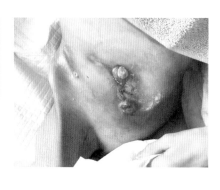

■在宅初回輸血例

「在宅における赤血球輸血のガイド」（北澤淳一他、日本輸血・細胞治療学会 2017年）では、初回の在宅輸血は原則としてしないとなっています。しかし、輸血未経験であっても在宅中に高度の貧血で、症状があり、輸血が必要な時があります。本人が強く入院を嫌がった場合は、家族と本人へ事前に輸血の合併症や効果を十分に説明し、承諾を得て在宅輸血を行うことがあります。初回輸血のみ、訪問看護師が輸血の最初から最後まで患者の傍に居ることにしています。がん患者157例中13例（8.3%）が初回輸血例でした。

症例〉40歳台女性：乳がん

約1年前から乳がんが自壊し、ガーゼ交換時に出血が度々ありました。洗面所で動けなくなり、家族の希望で在宅開始。Hb：2.2g/dl、HCT：8.2%と高度貧血がありましたが、本人は入院を強く拒否。本人と家族に在宅輸血の説明を数回にわたり行い、承諾を得ました。RBC輸血し、歩行できるようにまでなりました。

その後、彼女は治療を受け入れ、ホルモン療法などを行い、5年6カ月生存し、永眠されました。

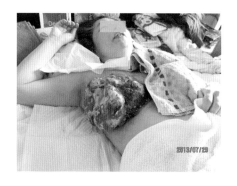

▌5. 皮下点滴について

　がん患者でも、非がん患者でも末梢点滴ルートが取れなくなることがあります。この場合に、皮下点滴は極めて有用であり、使用しやすい方法です。

■皮下輸液の具体的な投与方法
①輸液製剤：通常の維持輸液製剤は問題ない。
②投与部位：皮下脂肪があり浮腫がないところ、胸部上部、腹部（針を横向きに）、大腿上部：通常は下腹部が多く、3-5日毎に左右で刺入部を変えている。大腿部も使いやすい。
③投与方法：テフロン針やベニューラ針（末梢点滴と同じ、23-24G）を留置し数日ごとに場所を変更する。
④刺入方法：人差し指と親指で定められた量の皮下組織をつまみ挿入する。点滴をつないで最初は速めに落として、皮下にポート（間隙）状を作ると、その後は安定して継続。
⑤投与速度：100ml/h で開始し、痛みなどがあるときは減速する。1000ml までは問題ない。
　＊在宅では微量点滴で24時間持続投与をすると、管理がしやすい。
⑥禁　忌：出血傾向や浮腫がひどいとき。軽度の浮腫では可能。
　＊皮膚からの吸収が悪い場合は注入部位を温湿布し、注入速度を遅くする。または、他の部位に行う。

解　説 皮下点滴法は極めて有効であり、安全で感染や事故の心配がありません。針が抜けても出血はしません。また、針刺入部も感染などがあればすぐにわかります。末梢静脈からの点滴と変わりありません。非がん患者さんは特別指示書の2週間を経過すると介護保険の適用になるため、24時間維持して、点滴の交換は家族に依頼できます。すでに、がん患者や非がん患者で80例以上経験しましたが、浮腫が強い人以外は問題がありませんでした。終末期には適した方法です。

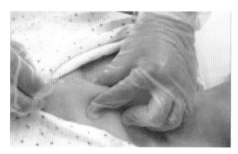 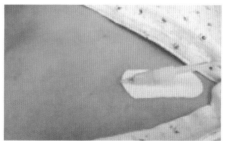

▌6. その他の高度医療ニーズ

■人工呼吸器管理
　当院では、人工呼吸器を装着したまま在宅に帰ってきた ALS などの患者さんの継続管理しています。人工呼吸器が簡素化され、扱いやすくなりました。ＡＬＳ：2名、筋ジス：2名、頸椎損傷：1名の計5名を在宅（自宅4例、施設1例）でみています。家族と多職種への教育は必須で、すでに10年経過した患者さんもいます。また、災害時のサポート体制も明確にしています。

■抗がん剤継続
　外来で抗がん剤治療を行う症例の中には高カロリー（カフティポンプ）が必要な患者さん（経口不能な食道がんなど）がいて、在宅での管理を病院側から依頼されることが増えています。このような条件の患者さんも入院せず、できるだけ家に過ごすために、在宅側も一役買っています。

■重症心不全でドブタミン依存性患者

　重症心不全のためドブタミンの 24 時間持続投与が必要な患者がいます。中心静脈から 24 時間持続ポンプで投与し、在宅生活を送っています（8 例に対応した）。携帯用の持続ポンプで外出もでき、自宅で生活が送れています。

在宅での鎮静（セデーション）について

　患者さんに治療抵抗性の苦痛がある場合、在宅では、家族は 24 時間常に共に暮らしているため、入院している時に比べて患者さんの苦しみを見ている時間が長くなり、家族の苦痛もより大きくなります。苦痛を早めに軽減するために、鎮静は最終的ではありますが必要な方法です。多職種で適応を検討し、家族と話し合いながら適用していきます。

■在宅で鎮静を行う場合の問題点・・・病院と比較して

①在宅では患者と家族のみの時間が長く、医療関係者が常に傍に居ない。

②家族だけでさまざまなことに対処しなければならない。

③患者の苦しみを常に見ている（逃げ場がない）ため、家族の苦しみも大きくなる（家族ケアがより大切になる）。

④在宅での鎮静の考え方や方法などが、在宅多職種チーム（医師、訪問看護師、薬剤師、ケアマネジャーなど）に普及していない（教育の問題）。

1．鎮静の定義と適応

■定　義：「治療抵抗性の苦痛を緩和することを目的として、鎮静剤を投与すること」である。

（『がん患者の治療抵抗性の苦痛と鎮静に関する基本的な考え方の手引き：2018 年版』日本緩和医療学会　ガイドライン統括委員会　金原出版株式会社）

①末期がん患者においてさまざまなマネージメントを行っても、治療抵抗性の苦痛は出現することがある。

②鎮静薬を用いて苦痛緩和をはかることは、医学的に倫理的に、法的にも正しい行為である。

③鎮静の施行にあたっては、患者の意思の尊重、並びにチームでの意思決定が重要である。

＊人生の最終段階において治療抵抗性の苦痛を、患者さんや家族の価値観を踏まえたうえでどう緩和するのか、どう対応するのかが重要です。

■対　象：いかなる方法を用いても患者の満足する程度に緩和することができない苦痛（治療抵抗性の苦痛）を有しているとき、成人に限る。

治療抵抗性の苦痛の種類

①高度せん妄（高度全身倦怠感も含む）

②強度の呼吸困難

③高度疼痛

④その他：嘔気、めまい、精神的苦痛など

＊この中で半分以上は高度全身倦怠感が占め、不穏の状態のことが多い。治療困難な強い呼吸苦もあります。

2．在宅で行う鎮静の実際

■在宅で鎮静を行う場合の対処方法

①家族のみで安全に対処できる薬剤や方法を使用する。

　１）座薬

　２）注射薬：PCA ポンプを使用する

②24 時間 365 日いつでも連絡がとれ、急変時も対応できる連携体制を作ること。

③在宅多職種チーム（医師、訪問看護師、薬剤師、ケアマネジャー）に鎮静の教育研修を行うこと。

■鎮静剤とは

①注射薬：ミダゾラム（ドルミカム）、フルニトラゼパム（サイレース）、フェノバルビタール

②座薬：ブロマゼパム座薬 3mg、ジアゼパム（ダイアップ座薬 10mg）、フェノバルビタール（ワコビタール座薬 100mg）

注：オピオイドや抗精神病薬（セレネースやクエチアピン）は含まない

■鎮静方法

１）間欠的鎮静：

　鎮痛剤によって一定期間（通常は数時間）意識の低下をもたらしたあとに鎮静薬を中止して、意識の低下しない時間を確保しようとすること。

２）持続的鎮静

①調節型鎮静

　苦痛に応じて少量から調節する鎮静。

　＊苦痛の強さに応じて苦痛が緩和されるように鎮静薬を少量から調節して投与すること。

②持続的深い鎮静：

　＊中止する時期をあらかじめ定めず、深い鎮静状態にするように鎮静薬を調整すること。

　＊在宅では持続的鎮静を行う。

■鎮静を行う前に

１）鎮静を行う前に必ず話し合いを行う。

２）耐えがたき苦しみであり、治療抵抗性であるかを確認：疼痛や呼吸苦や全身倦怠感など。

３）本人と家族に鎮静の方法や効果やその後の経過など伝える。

　多くは意識がなくなり、会話が困難になる。再度、意識を戻すことは難しい。そのまま、呼吸停止となることもある。急変、急死もある。鎮静することで命の長さは変わらない。

４）在宅多職種チーム：在宅医、訪問看護師、ケアマネジャー、薬剤師と家族と共に話し合う。

　１回に限らず、複数回の話し合いをすることもある。チームで鎮静を理解し認知することが大切。

■投与薬剤について

1）座薬を用いる場合：

> ブロマゼパム座薬（3mg）：2/3個から始め、通常は1個、2個まで増量：4-6時間毎
> カロナール座薬400mg、アンペック座薬と併用すると効果がある

　高齢者で衰弱している患者では、ブロマゼパム座薬単独のみでなく、鎮痛剤（カロナール座薬）をよく併用する。軽い鎮痛剤の併用はよい眠りに導く。座薬の鎮静の良い点は、時間とともに意識が覚め、会話ができることで家族は喜ぶ。病状進展で覚醒すると苦しむ場合もあり、定期的に1日3-4回使用して鎮静に入り、最後まで看取ることになる。

座薬で鎮静が困難（苦しみが取れない）な場合や、まだ、体力がある患者には注射剤で鎮静に入る。

2）ミダゾラム（注射薬）を使用する場合（深い鎮静）

①調節型では0.5-1mg/hから開始、同量の早送り、増量は初期の30-50%増し、多ければ減量

②持続的深い鎮静では3-5mg/hで開始、早送り、2-3mg/h目標、5mg/h（12A/日）

　ミダゾラムの濃度を徐々に上げ、PCAポンプを利用し、レスキューを使用しながら、流量を上げ良好な鎮静へ導く。どうしてもミダゾラムのみで鎮静がうまくいかない場合は、ニトラゼパムを1：1で混入し、投与するとうまくいく。

3）鎮静を開始したら

　できる限り午前中に開始し、1時間は訪問看護師が見守る。よい鎮静が得られるように投与量も調整する。3-4時間後に訪問して、確認。夜間の場合は、必ず電話する。

①呼吸抑制、舌根沈下、体動が全くないかなど

②動きが激しい場合は、PCAポンプを押すように指導

③SaO2測定：90%以下にならないように

＊意識がなくなっても、除痛（オピオイド：フェントステープなど）は継続する

＊苦悶表情がなくなり穏やかになれば、家族も落ち着き、穏やかになる

3. やまおか在宅クリニックの在宅鎮静例

　対象：終末期がん患者在宅看取り403例（過去3年間：2018.1-2020.12）
　　＊持続的鎮静例60例（14.8%）

	全例（在宅がん看取り）	注射例：ミダゾラムなど	座薬例：ブロマゼパムなど
総　数	403例	34例（8.4%）	26例（6.4%）
年　齢	18-100歳（平均75.1歳）	35-95歳（平均67.6歳）	18-92（平均72.0歳）
性　別	男：234例（58%）	男：15例（44.1%）	男：12例（46.1%）
	女：169例（42%）	女：19例（55.9%）	女：14例（53.9%）
在宅期間（日）	1-370日（平均55.7）	3-370日（平均80.1）	13-280日（平均65.7）
鎮静開始から死亡までの在宅期間（平均日）		4.18日（3-288時間）	3.15日（18-240時間）
看取りの場所	自　宅：374例（92.8%） 施　設：29（7.2%）	自宅34例（100%）	自宅26例（100%）
連携の訪問看護ステーション	30カ所	8カ所	13カ所

第26回日本緩和医療学会：シンポジウム21で発表（2021年6月）

解説 がん在宅看取り 403 例で鎮静症例は 60 例（14.8%）であり、注射（ミダゾラムなど）による鎮静は 8.4% でした。鎮静を開始して平均 3 - 4 日で永眠しています。注射例は全例で 24 時持続注入（PCA ポンプ）を用いていますが、低流量から徐々に意識レベルにあわせて流量を増やしていき、PCA ポンプでボタンを利用すれば鎮静が早く得られ、調整がしやすくなります。流量が多いと、鎮静を開始してすぐに呼吸停止することがあるために注意を要します。

　　在宅で施行されている鎮静の頻度はまだよく報告されていませんが、当院では在宅症例の約 15% に鎮静を行い、うち約 8% が注射による鎮静でした。在宅では地域で多数の訪問看護ステーションを利用しているため、訪問看護師への教育も大切で、研修会も開催しています。

■**事例**〉60 代女性：巨大卵巣がん、腹膜播種、がん性腹水、多発肝骨転移

　右卵巣がん（90mm 大）と腹膜播種、腹水と診断されたが、本人が抗がん剤など含め治療を拒否。訪問診療を開始しました。

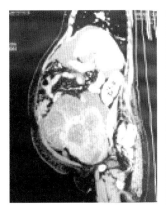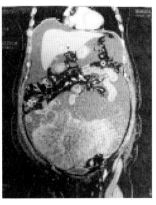

①疼痛管理：腫瘍が急速に大きくなり、痛みも増強。フェントステープ 0.5mg から、徐々に増量しフェントステープ 10mg、さらに痛みがありオキファスト PCA（バッグ型皮下 24 時間）開始。

②腹水除去：腹水多量で 1 週間ごとに 2000ml 除去。

③腸閉塞：胃チューブ留置。

　以上のケアをしても、きつさでもだえ、顔に苦悶表情がありました。高度の全身倦怠感もあり。

　ご主人から「苦しむ姿を見るのがつらい。十分に頑張ってきたので、楽にしてほしい」と涙ながらに訴えられ、2 人の息子さんも泣いていました。

鎮静について話し合い（医師、訪問看護師、ケアマネジャー、夫、3 人の息子）：鎮静の方法や効果、危険性など説明。ご主人は「十分に本人も頑張っていますが、限界のようです。子どもらと話しましたが、ゆっくりさせてください」と。

ドルミカム CSI 開始時間：別れの言葉を交わし、夫と 3 人の息子さんが見守る中で鎮静を開始。

　ドルミカム（ミダゾラム）CSI 開始：ドルミカム原液：0.2ml/ h （1mg/h）で開始。

3 時間後 0.3ml/h（1.5mg /h）、24 時間後 0.6ml/h（3mg /h）。この時点でも、もだえる動きがあり、サイレースを追加。：ドルミカム 4A（8ml）＋サイレース 4A（4ml）CSI に変更：0.5ml/h（ドルミカム :1.7mg /h、サイレース：0.33mg /h）で穏やかに眠りはじめました。57 時間後、安らかに自宅で永眠。

　ご主人の言葉、「最後の日々はきつかったです。でも、最後まで本人が希望した家に居られたのはよかったです。また、最後が穏やかであったので助かりました。息子とゆっくり見守ることができました」。

急性増悪リスクアセスメントと再入院への備え

■1. 急性増悪について

急性増悪とは、 ①患者の急変のため死の恐れがあること。

②増悪により在宅で医療者が対処できなくなること。

③増悪により家族が対応できなくなること。

事前に確認しておくこと

①いかなる状態（急性増悪）でも、本人や家族に最後まで在宅でという気持ちがあれば、在宅で看取ることができます。

②在宅開始時期から家族へのＡＣＰ（アドバンス・ケア・プランニング）、インフォームドコンセントが大切です：入院の希望など、日頃からＤＮＡＲ（Do Not Attempt Resuscitation：心肺蘇生をしないという本人の意思表示）は確認する必要があります。

③最終段階（とくに超高齢者など）で医療的にできることは病院に入院しても多くはありません。

④再入院に際して、①がんの場合：本人や家族の想いが左右する（入院しても看取りになる）。

②非がんの場合：心不全、呼吸不全など、入院でよくなることもある。

⑤腎不全末期や老衰では入院しても同じです。

⑥末期がん患者は急変や呼吸微弱で救急車を呼んでも、救急病院では積極的治療（気管内挿管、人工呼吸器管理、心マッサージなど）はしない現状も家族に知らせること。

■事例〉70歳台後半男性、末期食道がん

同居の家族にはＤＮＡＲを確認し、自宅で最後まで看取ることで話し合いはすんでいました。ところが、きょうだいがたまたま見舞いに来た時に吐血して、意識消失。あわてたきょうだいが救急車を呼びました（同居の家族はそれに従わざるを得なかった）。救急車に搬送された後に、家族から私に連絡がきたので、すぐに搬送先の医師に連絡し、ＤＮＡＲを告げ、病院で看取ってもらいました。

話し合いをしていないきょうだいや遠方の子どもが、患者さんの急変時に遭遇すると救急車を呼ぶことがあります。家族に対しては、主治医にも連絡をもらうような指導が大切です。

Q&A
Q：ＤＮＡＲを確認していたにもかかわらず、呼吸停止で家族があわてて救急車を呼んだ場合はどうしますか。 A：このようなことは経験します。家族が救急車を呼んだときは、すぐに在宅医にも連絡をもらうようにしています。救急隊員もＤＮＡＲであることがわかれば、在宅医の訪問を待ってもらえるので、在宅で看取れます。ＤＮＡＲがなければ、救急隊員が蘇生しそのまま病院へ搬送することになりますが、在宅医へ連絡してもらえれば自宅へ駆けつけ家族と相談し、そのまま在宅で看取ります。 　最近はがん末期とわかれば、救急隊員から主治医に連絡をすることもあります。 　すでに救急車で病院に搬送されている場合、連絡を受ければ、搬送先の病院へ連絡し、病状やＤＮＡＲの有無を伝えるようにしています。

2. 在宅で起こる急性増悪とその対処

■がんの場合

出血（下血、腫瘍から出血）：止血テープで対処、無理な場合は入院して対応。

高度の疼痛：オピオイド増量、レスキューの適量投与（腫瘍増大と共に痛みも増す）：早めにオピオイド持続注入（PCA付きCSI）するとコントロールできる。

- 骨盤、顔面などの痛み：神経ブロックが有用なことがある。
- 腹痛（嘔吐伴う）：イレウスであれば、絶食やサンドスタチン開始。
- 頭痛：頭蓋内圧亢進：ステロイド使用など。

高度の呼吸困難（家族が怖がる）：HOT（在宅酸素療法）やモルヒネ開始。

喘鳴（死前喘鳴）：ハイスコ使用。

痰の増加：吸引器の準備。早めに用意し、家族へ指導する。

高度のせん妄：せん妄について家族へ説明し、内服薬や貼付剤で早めに治す。

全身倦怠感：98％に起こる。ステロイドを使用したり、身体ケアを行う。

食事量の減退：家族には自然経過であることを説明し、必要時に点滴をする。

家族に対する説明が大切（起こりうることをわかりやすく説明する知識と能力が必要）。

末期がんの場合、入院して病院でできることは少ないが、以下の場合は入院させることもある。

- 尿閉、無尿：尿管ステント適応がある場合は行う。
- 閉塞性黄疸：胆管ステントで減黄できる場合がある。
- 十二指腸閉塞（高度閉塞）による嘔吐：胃ろうを造る（胃ろうで最後まで飲水がとれ、満足度が高い）。

■事例〉40代前半女性：直腸がん

がん性腹膜炎、腹膜播種で経口できず、腸管が数カ所で閉塞していました。IVHでサンドスタチンなどを使用しましたが嘔吐があり、経鼻チューブを挿入していました。しかし、不快感が強くあったために入院し、内視鏡で胃ろうを造設してもらい、5日後に退院しました。

経鼻チューブが抜け、口からジュースやアイスなどを食べられるようになり、「先生、いろんなものが飲めるなんて幸せです」と笑顔が戻りました。その1カ月後、自宅で永眠。胃ろう造設なども患者の苦しみを少なくするために行う事例もあります。

■非がんの場合

誤嚥性肺炎（超高齢者、認知症、廃用症候群〈：高熱、感染症〉）

とても多い。食事形態やとろみ、食事の姿勢など細かく指導する。経口が困難であれば、絶食し点滴する。必要に応じて、ST（言語聴覚士）などリハビリを導入する。

心不全：全身浮腫の観察、体重増減、飲水量のチェック。利尿剤の開始、フロセミド点滴も有用。

呼吸不全の増悪：酸素の用意、安静時と体動時の使い方や入浴時の注意点など指導。

間質性肺炎の増悪：大量ステロイド療法。HOT（在宅酸素療法）を5L器から最大10L器に変える。

本人の希望（在宅希望）を優先する。咳や発熱時は早めに採血し、抗生物質を投与する。

神経難病：

呼吸困難と嚥下困難が必ず起こる。痰が多い場合は吸引器を常備。食事形態（とろみなど）の変更。気管切開や胃ろう設置などに対する想いを聴いて、早めに対応する。

小児（感染症やけいれんなど）：早急に専門病院に搬送。病院医師との連携が大切。

point 急変時は、家族に対する説明が大切になります。そのため、在宅継続中に起こりうる状態や病態を説明する知識と能力が必要とされます。在宅開始時からＡＣＰ（アドバンス・ケア・プランニング）をしていくようにしています。非がん患者の場合も、どのような状態でも本人、家族の希望があれば在宅で看取ることは可能です。

　家族が希望すれば、一旦入院してもらい、病状が落ち着けば再度在宅に戻ることができることも伝えておきます。

3. 入院について

　本人が入院を希望した場合は入院させます。家族が希望した場合は本人の意向を確かめて協議しますが、本人と家族の意向を優先させます。在宅側は在宅に固執しないことが肝要です。

１）在宅開始から、入院する場所を確保しておく（医師の責任）
- がんの場合は緩和ケア病棟など
- 非がんの場合は救急病院や紹介元病院

2）在宅維持の時期

　家族の想いは変わるため、急変時にどのようにしたいかを聞いておくこと。

　病状が不安定（発熱、呼吸状態不穏、疼痛高度化など）の時に早めに本人と家族の想いを聴き、入院に備える。

３）救急病院への紹介

　必ず、在宅医が救急病院や紹介元病院を探し、紹介状を書く。

　紹介状を書く時間がない場合は、電話で入院先の医師へ病状やDNARなどを説明する。

４）入院後の対処

　入院して治療が終わり、退院できるときや治療の途中でも退院の希望が強ければ、必ず在宅でまた診ることを保証する。入院するときや入院中にも本人や家族に必ず伝える。

主介護者が急にいなくなった場合

　主介護者が急病などで入院した場合、代わりの人がいなければ急に介護する人がいなくなります。この場合はケアマネジャーなどと話し合い、独居での生活が維持できないと判断すれば、ショートステイ、施設入所、レスパイト入院を考えます。

　末期がん患者さんでもショートステイを勧めることもあります。ショートステイ先で症状増悪などがあれば、在宅医へ連絡してもらうようにします。その後は、独居で生活できるようにヘルパーに依頼したりします。

V．独居・日中独居・老老世帯の在宅看取り

■多職種のケアチームで取り組む

在宅で介護力が低い場合や、介護を期待できない場合は、多職種で在宅ケアに取り組む必要があります。

1．初めに確認すること

多職種で確認、とくに医師、訪問看護師、ケアマネジャーの想いを確認

①キーパーソン・・・全くいないこともある

②本人の在宅への希望・・・家族の希望

③DNAR（Do Not Attempt Resuscitation）の確認・・・突然死の場合

④介護がどこまでできるか確認

2．在宅ケアチームや地域でできることの把握と確認

①在宅医、訪問看護師やヘルパーなど在宅医療・介護資源の質と量の把握

②民生委員や隣人、友人などの協力の程度

③ショートステイ、レスパイト入院、施設への入所ができるかを確認

④介護がどこまでできるか確認

3．スタッフの看取り教育

患者さんの最後の望みをかなえようとしている（した）ことを伝える

素晴らしいことをしていると伝える

1．在宅ケアの構成

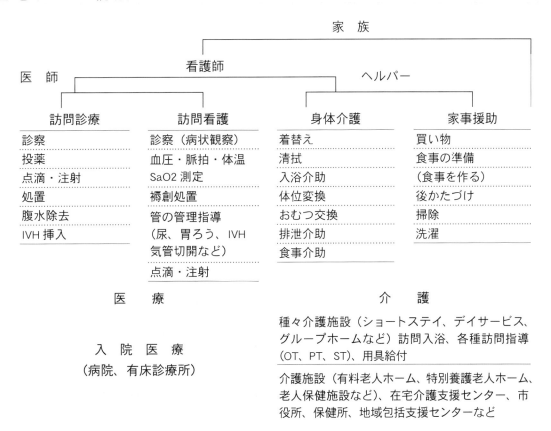

図 20．在宅ケアの構成

▌2．独居の在宅看取り

■事例1〉高齢独居者：90代の現役サッカー選手　末期食道がん

本人の想い：絶対に入院したくない、ワールドカップを観たい、認知症状はほとんどなく、意志は固い。

本人の言葉：「私は家に居たい。病院で拘束されたくない。自由に暮らしたい。一人で死ぬことはよくわかっている。最後まで家がいい」

家族（長男）の想い：他県に住んでいて、とても面倒は見られない。「すべて、お任せしますから、親父の希望をかなえてやってください」

在宅多職種の想い：終末期患者の最後の願いをかなえたい！

相互の納得が必要な事項（多職種で担当者会議を繰り返した）：夜間、一人で死ぬことがあること（在宅死が希望であること）を、本人のみならず多職種で理解している。夜間、亡くなっても、早朝6時にはヘルパーが行くために早く発見できる。孤独死でなく、平穏死であることを多職種で確認しケアを開始しました。

在宅看取りの実際

①訪問看護師（1日2回）とヘルパー（1日5回：6時、9時、12時、17時、20時）の頻回訪問

②夜間は一人でいることを納得してもらう
　オムツをつけること、電話ができないとをすぐに人が来られないことなど

③誰もいないときに永眠する場合があることを理解してもらう
　・遠方の家族・親戚の理解
　・在宅チーム（多職種：ケアマネジャーなど）の理解
　・近所の方、民生委員などに状態を話し、理解してもらう

その後の経過

　在宅開始時はトイレに行くことはできていましたが、食道狭窄で経口で摂ることができず、約3週間は連日点滴をしました。永眠1週間前からベッド上での生活になり、おむつを使うようになりました。その後、昼間に呼吸停止し、医師、訪問看護師、ヘルパーが看取り、永眠後に他県に住む息子さんに連絡し、息子さんからは感謝の言葉をいただきました。

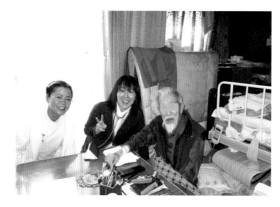

■事例2〉全く身寄りがない独居の看取り：70代女性　腎臓がん末期　生活保護受給者

　この方の場合は、「絶対入院しない、このアパートで最期を迎えたい」という強い意思がありました。全く身寄りがなく生活保護受給者であったため、市役所の生活保護課の職員と連絡を取り、永眠後の処置や火葬場の準備など、生前に済ませておきました。多職種で必要事項を会議し、在宅ケアは訪問看護師やヘルパーが頻回に加入、女性は自宅であるアパートで早朝に永眠されました。その後、市役所に電話しました。

独居の方の在宅診療は年間約20人近くありますが、入院や施設に入ったり、家族や親せきや友人などが、最後の2-5日ぐらいだけみてくれることが多いです。最後まで独居の方は年間1-3名であり、この場合は在宅チームで看取ることになります。

■事例3〉非がん独居症例：50代女性　ALS（筋委縮性側索硬化症）
　自宅で独居。気管切開、胃ろう設置を拒否。入院拒否。
　50代でALSと診断され、2年後、訪問診療開始：どうにか歩ける、立位もやっと、上肢挙上困難。食事と会話はできました。
　4年後：車椅子移動が困難になり、ベッド上の生活になりました。
　5年後：夜間呼吸苦が強くなり、痰が出せなくなりました。本人の意思表明書：延命措置拒否（気切、人工呼吸器、胃ろう、心肺蘇生の拒否）、入院拒否がありましたので、24時間サービスを入れながら、その4カ月後自宅で永眠されました。

在宅ケアの実際
　独居で、窒息死の危険性も大きいため、24時間の見守りが必要でした。
　訪問看護：3回/日、ヘルパー4回/日、夜間見守り（22時-朝9時）、訪問リハビリ、訪問診療。
　ALSは難病に指定されているため、障害福祉サービスが利用でき、重度訪問介護（夜間も24時間の見守りができる）を利用しました。
　以上の多職種によるケアで家族の介護は週に1回のみで、胃ろうや気管切開もせず、入院もせずに本人が希望する自宅で看取ることができました。

要介護度5　週間サービス計画表

	4：00	月	火	水	木	金	土	日	主な生活上の活動
深夜	6：00	重度訪問介護 （5時間） 大分ヘルパー	家族対応	重度訪問介護 （5時間） 大分ヘルパー					起床・整容 朝食・内服
早朝	8：00		重度訪問介護 （2時間）						
午前	10：00	訪問看護（メイプル）							10：00〜10：30（月〜金）は重なるため、日頃できないことを行う。買物など
	12：00	訪問介護（介護 身体2、生活2）							
		重度訪問介護（1時間）							昼食
午後	14：00	入浴 訪看＋補助	訪問看護	入浴 訪看＋補助	訪問看護	入浴 訪看＋補助	訪問看護	入浴 訪看＋補助	入浴（月・水・金・日）
		訪問介護（身1）							
	16：00	重度訪問介護 （2時間）							
	18：00	訪問介護（生活3）							
夜間	20：00	重度訪問介護 （2時間）							夕食
		訪問看護＋補助看							
	22：00								就寝
深夜	24：00	重度訪問介護 （6.5時間） 大分ヘルパー	家族対応	重度訪問介護 （6.5時間） 大分ヘルパー					
	2：00								
	4：00								

週単位以外のサービス	福祉用具貸与（特殊寝台・付属品〈マット、ベッド柵〉）・床ずれ防止マット 訪問診療・居宅介護管理指導（やまおか在宅クリニック）

3．日中独居の在宅看取り

介護する人が子どもの場合、昼間に仕事があり、日中独居の状態になります。このような事例は多くあります。

トイレなど自力で行ける間はよいのですが、トイレ介助などが必要なった場合はケアマネジャーに依頼し、早急に介護度の変更申請をし、日中に多くのサービスを入れるようにします。

具体的には訪問看護師とヘルパーを時間をずらして午前、午後に1時間ずつ介入してもらう。また、訪問リハビリも介入させると、日中一人の時間が少なくてすみます。また、デイサービスなどの利用も勧めます。デイサービスで急変があっても、訪問看護や医師に連絡してもらい、いつでも行ける体制を作っておきます。看取りが近づくと、介護休暇など利用して家族が患者の傍についてもらうようにしています。

4．老老世帯の在宅看取り

高齢化が進む日本では、高齢者夫婦二人という家庭が多くなり、片方が病気になると老老介護となってしまいます。介護する側も高齢者であるため、体力的に無理な介護はできません。多職種が力を合わせて、見ていく必要があります。

■事例〉80代男性：末期肺がん

80代の肺がんの患者さんが家に帰ってきました。ベッド上の生活でオムツをつけており、ケアするときも自力では動けません。主介護者になる80代の妻は腰痛症があり、オムツ交換など一切できず、子どもにも在宅介護を手伝える人はいません。

①ヘルパー：1日5回　（6時、8時、12時、17時、 21時）、オムツ交換、食事、内服など

②訪問看護師：連日午前中、清拭、便処置、家族ケア

③訪問入浴：週に2回

④訪問リハビリ：週に2回

⑤在宅医：週に1回、症状コントロール、家族へIC（インフォームド・コンセント）を行う

多職種で会議し、在宅ケアを開始しました。夜間はオムツを取り換えないようにしました。

妻の言葉「私は何かしなくてもいいのでしょうか」、それに対して、「ご主人に何か変わったことがあったら、電話をしてください。それだけでいいです。奥さんは見守ってくだされればいいです」

多職種で介護しながら約4カ月後、自宅で穏やかに永眠されました。

VI. 施設での看取り

　在宅での看取りのなかには、自宅と施設（老人ホームやグループホームなど）での看取りがあります。介護力不足や病状（認知症など）の増悪で自宅での介護が困難になるなどの理由で施設入所が近年増加しており、それとともに施設での看取りも増加しています。当院の全在宅看取り（2,117例）のうち施設の看取りが357例（16.9％）で、そのうち134例（37.5％）が末期がんでした。

1. 施設利用者の特徴

■家族の問題点
● 医療を必要とする人（薬の服用）が多い。
● 利用者は認知症が多く、意思の確認ができない。
● 家族は頻繁に来てくれないことが多い（家族の気持ちや思いがわからない）。
　ＩＣ（）インフォームド・コンセントやＡＣＰが行われにくい。
● 最後は、病院か施設か家族間で意思統一ができず、また、考えがふらつく。

■施設看取りの対象者
対象疾患：
脳血管障害後遺症、老人性認知症、老人性運動器疾患、神経難病、悪性腫瘍末期、慢性呼吸不全、慢性心不全、廃用症候群、老衰など

対象者の状態：
● 頻回の脳梗塞や誤飲性肺炎や発熱などを繰り返し、入退院を繰り返す人
● 廃用症候群や重度認知症で寝たきり、超高齢者で衰弱していく人
● がん患者（超高齢者や認知症などを合併）で治療できない人
以上の疾患や病態から、施設での最期を望む人や家族は多くいます。

2. 施設での看取りの条件

1）絶対条件
● 利用者も家族も施設での看取りを希望すること
● 施設内に看取りの受け入れがあること
● 看取る主治医が決まっていること

2）準必要条件
● 治療によっても生命の維持が期待できないこと（心機能、肺機能など臓器機能不全や疾病の増悪など）
● 医師や看護師の医療的援助が十分にあること
● 積極的な延命治療を望んでいないこと

3）望ましい条件
● スタッフが看取ることへの意思統一がなされていること

■施設で看取りを可能にするための4要件

1．患者（利用者）に対する24時間、365日間対応のケアができること
2．施設の管理者、施設のスタッフ（看護師、介護士など）と在宅医療に携わる医師や訪問看護師、他の職種の訪問サービス（チーム医療）と連携していること。多職種連携
3．急変時の連絡体制や看取りのマニュアルの確立。家族に対する十分な説明と承諾（ＩＣ）
4．施設のスタッフや家族に対する死への教育、看取りの教育

解説 施設の看取りも自宅の看取りと大きな違いはありませんが、看取りをしない施設もあります。看取りの現場では、施設のスタッフはだれが看取りにあたるかわからないため、スタッフ全員の看取りのマニュアルの理解と看取り教育が望まれます。

3．家族への説明

　契約書を交わしておきます（必ずしも必要ではなく、口頭でもよい場合もあります）。その時機は、病状の進行とともに見計らいます。例えば、下記のような看取り説明書、看取り同意書などを用意して、取り交わします。
　また、急変時の重症度によって家族の気持ちはすぐに変わるため、その都度、話し合いをすること、記録することが重要です。

看取り介護に関する説明書

　1．看取り期の判断について
　　ご入居者　　　　　　　　様は、疾病及び全身状態（下記のとおり）のかかる所見により、看取りの時期であると診断します。
　　　　　　□呼吸状態の不全及び低下
　　　　　　□心拍機能の不全及び低下
　　　　　　□腎機能、その他臓器の不全及び低下
　　　　　　□その他、疾病の増悪
　　　　　　□
　尚、看取りの時期は概ね　　　カ月～　　　カ月と想定されます。
　ご自身及びご家族のご希望に沿った穏やかな終末を迎えることができますようご考慮ください。

令和　　年　　月　　日
介護老人福祉施設
嘱託医師

　2．看取り介護に関する体制について
ご入居者お一人お一人の尊厳ある生活を最後まで支援します。以下の介護福祉老人施設としての看取りに関する体制をご理解いただき、穏やかな終末を迎えることができますようご配慮ください。
①常勤医師の配置はございませんが、状態の変化など必要に応じて、嘱託医師の往診などご家庭と同様の必要な医療を受けることができます。
②嘱託医師は協力医療機関とも連携し必要時は24時間の連絡体制を確保して必要に応じ健康上の管理等に対応しております。
③夜間は看護職員は配置しておりませんが、緊急時の連絡により駆けつけるオンコール体制になっています。

介護老人福祉施設
施設長

看取りの判断及び施設の体制について説明を受け、了承しました。

令和　　年　　月　　日
［署名欄］

4．医師から施設スタッフへの説明（看取り教育）

1）スタッフへできる限り正確な予後を知らせる：週を追って予後を知らせて、スタッフの予期悲嘆を促しておきます。

2）これから起こることや経過を知らせる（とくに死亡1－2週間前。パンフレット「これからのこと」などを渡す）：徐々に死に向かう病態の変化を知らせておきます（呼吸の状態の変化、手足の冷え、傾眠状態、尿量の減少など）。

3）スタッフへ急変、急死があることを知らせ、そのような場合の対応を教えておきます。

5．施設看取りの実際

■スタッフの急変時の対応について

急変とは、呼吸微弱、呼吸停止、血圧触知不能、チアノーゼ、意識消失など生命に関わる危険があると思われる緊急時のことをいいます。

家族が施設での看取りを希望しているのか再確認

1）確認できなければ、医師、看護師に連絡し、医師の判断に準じます。また、医師に連絡がつかない場合は、救急車を呼びます。

2）看取りを希望していれば、医師や看護師を呼び、状況を伝え、そのまま静かに待ちます。

スタッフの対応について──その施設の施設長（責任者）の責任で最終的に決めるべきです。そのためには、施設長や施設での責任者にいつでも連絡を取れる体制であることが大切です。

スタッフの責任は問わないこと──施設は病院ではありません。あくまでも介護施設（旅館と同じ）であることを肝に銘じておくべきです。施設では急変時の蘇生などの対応は困難で、それを家族、本人が納得の上で入所しています。入所時に緊急時に対応については必ず、家族に説明し承諾を得ることが必要です。

■心肺停止時の蘇生について

施設内で方針を決めておきますが、本人・家族にDNAR（心肺蘇生をしないこと）を必ず確認しておくことが大切です。施設内で蘇生の教育なければ、医療者の判断を静かに待つべきです。

■永眠後の対応についての教育

呼吸停止後はすぐに医師あるいは看護師に連絡すること。

①**家族が付き添っている場合**

時間が短いことを伝え、体をさするなど促します（スキンシップが大切です）。息を引き取るときは、必ず「お父さん（お母さんなど）ありがとう」と感謝の言葉を伝えてもらいましょう。

②**家族が付き添っていない場合**：この場合が多い

施設で丁寧に扱い、服や髪や顔を綺麗にしてご家族の来所を待ちましょう。

最期はとても穏やかで苦しんでいなかったことを伝える。そして、「お父さん（お母さんなど）ありがとう」と感謝の言葉を伝えてもらいましょう。

point 施設では通常、家族が付き添っていない場合や急死の場合があり、永眠後に家族が施設へ来ることが多いです。この時に家族から「最後はどうでしたか」などの質問がよくあります。この場合は、最後が苦しんだり吐いたりしていても、枕やシーツを取り換え、家族が来所した時に「最後はとても穏やかでしたよ。眠るように息を引き取りました」と伝えると、家族はホッとした表情になります。この施設でみてもらっ

てよかったという言葉が聞かれます。常に傍に居ることができない家族は、最後の状況を気にしているのです。

■事例〉80代男性：末期肝臓がん　高度認知症

　3年前に高度認知症で施設入所。黄疸があり、病院で精査し、肝臓がんの末期と診断されましたが治療はできず、家族も施設に戻り、施設での看取りを希望されました。

　ところが施設側は、それまで看取りの経験がありませんでした。夜間は看護師が常駐せず、介護士のみという条件も、施設側が躊躇する理由でした。

　このため、施設側のスタッフを集めて、終末期のケアや看取り、急変時の連絡方法や心構えについて教え、話し合いました。連日、訪問看護師が介入することや、医師や訪問看護師が24時間いつでも待機していることを説明すると、施設も安心したようです。

　男性は施設へ戻り、約2カ月後に安らかに永眠されました。

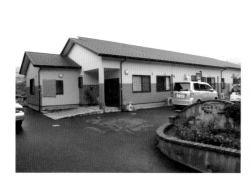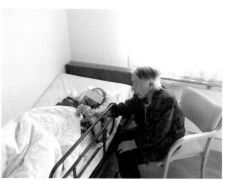

Ⅶ. 医師の予後予測の根拠

予後予測について

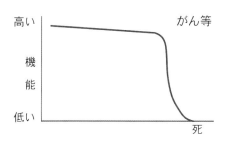

比較的長い間機能は保たれ、最後の1－2カ月くらいで急速に機能が低下する経過をたどる

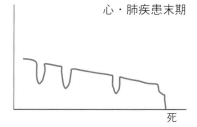

急性増悪を繰り返しながら徐々に機能が低下し、最後は比較的急な低下をたどる

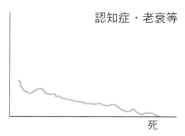

機能が低下した状態が長く続き、ゆっくりと徐々にさらに機能が低下していく経過をたどる

Lynn J. Serving patients who may die soon and their families. JAMA. 2001; 285: 925-32.（篠田知子，訳. Medical Asahi.

図 21. 終末期の軌道

末期がん患者の予後と予後予測

末期がん（終末期）の定義：治療困難で余命6カ月と思われるがん患者

■ターミナルの経過

1）ターミナル前期：予後6カ月～数カ月	外来通院が可能な時期
2）ターミナル中期：予後1カ月前後	入院の時期
3）ターミナル後期：予後1週間前後～数日	看取りを意識する時期
4）死亡直前：数十時間～	実際の看取りの時期

（淀川キリスト病院ホスピス編『緩和ケアマニュアル』最新医学社、2001）

がん患者が自力で外来通院できなくなる時期が在宅の開始である。

1. 末期がん患者の死にいたるまでの経過

■余命1カ月とは
──ターミナル中期、入院か在宅かを考えだす時期

①ＡＤＬ：臥床が多くなる、半介助（トイレ歩行など）
②経口摂取量が少量～数口となる
③浮　腫
④呼吸困難（体動後、安静時）
⑤意識障害（せん妄、混乱、傾眠）が出てくる

Ⅰ）Palliative Prognostic Score
Ⅱ）Palliative Prognostic Index

以上のうち2項目以上出てくれば予後1カ月、3つ以上出てくれば予後約2週間　（感度80％、特異度85％）
　　　　（Morita T. Support Care Cancer 1999）；（Gale PA et al:BMJ　2003）（Stone PC,et al.Ann Oncol　2007）

解 説 この予後因子は感度80%とかなり正確です。これらの因子の中に、血液検査や酸素の値などはありません。つまり臨床的に、状態から、誰でも予後予測ができます。がん患者さんがトイレまでの歩行に介助が必要になったり、食事量が減退していけば、予後は約1カ月と考えます。呼吸困難や意識障害があれば、さらに正確になります。外来通院していれば、入院か在宅かを考える時期となります。

■予後1週間以内とは
──在宅看取りを強く意識する時期

①寝たきりの状態（ほとんど臥床）
②半昏睡状態、意識低下
③ごく少量の水分しか口にできない
④錠剤の内服ができない

以上のうち2項目以上を満たすと、予後が1週間前後と予想される。　　（Gwilliam B,et al*BMJ:2011）

解 説 どうにかトイレまで歩行ができていた患者さんがベッドに寝たきりとなり、経口がほとんどできなくなれば、予後1週間と考えます。意識障害があれば、この予測はさらに正確になります。この時点で家族への在宅看取りについて説明を行います。

■死亡前48時間以内とは

①1日中反応が少なくなる。意識レベル低下
②vitalの変化（脈拍が微弱、確認しにくい、血圧の低下）
③手足が冷たくなったり、チアノーゼを認める
④冷や汗をかく
⑤のどがゴロゴロ言う（死前喘鳴の出現）
⑥身の置き所がないように、手足を顔をバタバタ動かす
⑦顔色が変わる（見かけが弱ってくる）

──危篤状態：いつ永眠してもおかしくない時期

（Downing M et al.J Palliat Care　2007）（Morita T　et al. Onclogist.　2012）;

解 説 永眠48時間以内にこのような症状が起きます。また、これらが起きてきたら残されている時間が短いことを家族に知らせ、スタッフにも知らせます。とくに、手足が冷たくなることや、血圧低下、冷汗、死前喘鳴などは重要なサインです。顔つきが変わるという漠然とした印象も、じつは大切なサインです（血圧低下で血流が低下することで青白くなるためです）。

■永眠（死亡）とは
　死亡の確認は医師がします。3つの兆候（①呼吸停止、②心停止、③瞳孔散大、対光反射消失）で**臨床的死亡**と判断します。死亡時間は医師が判断した時間になります。ときに、子どもさんが来るまで死亡宣告を待つこともあります。
　また、在宅では家族だけで最後の時間を過ごして、数時間後や、翌朝に連絡をもらうこともあります。在宅だからできる看取りの大切な時間の過ごし方です。

2. 末期がん患者の身体的状態（症状、ADL）と生命予後のまとめ

表 10. 末期がん患者の身体的状態の変化

予後 （ターミナルステージ）	ADL	トイレ・入浴	意識状態	食事、飲水	呼吸苦	その他
予後 6 カ月から （前期）	介助なし歩行	トイレ入浴可	正　常	正常から低下	あっても軽度	
予後 1 カ月前後 （中期）	臥床は多くなる	トイレ介助	正常、不眠	低下する	軽度	浮腫少し
予後 1 週間前後 （後期）	ほとんど臥床	全介助	傾眠が多い せん妄	数口、飲水も 少し	体動時出ること ともある	浮　腫 血圧低下傾向
死亡 48 時間から直前 （死亡直前期）	寝たきり	オムツ	半昏睡、意識 低下、せん妄	嚥下困難	安静時にも	死前喘鳴 手足冷感 血圧低下

3. がん終末期　ターミナルステージ別ケアのポイント

表 11. 終末期のステージごとの変化

ターミナル ステージ	患者のケア				家族ケア
	症　状	その他	治療	精神的援助	
前　期 （予後 6 カ月〜）	疼痛対策が最も 多い。十分にす ること	全身倦怠感、 食欲不振など	緩和的治療 （放射線治療など）、 輸血	スピリチュアルケ ア大切、生き方を 選ぶ	家族とゆっくり話す 今後の病状の変化や死 の準備教育を行う（不 安をなくす）
中　期 （1 カ月〜数週間）	日常生活援助 （睡眠、移動、 排泄）	体力の低下を自覚	高カロリー中止、 ステロイド使用	強いスピリチュ アルペイン	予期非嘆の配慮
後　期 （1 週間〜数日）	安楽体位、清潔、 排泄ケア	せん妄の治療	持続皮下注、 座薬で緩和	鎮静を考慮	看病疲れの配慮 「これからのこと」小 冊子配布
死亡直前期 （数十時間）	排泄ケア 口腔ケア 体位交換	強いだるさ	死前喘鳴の治療	人格を持った人 として接する	家族にできることを知 らせる。旅立ちに備え る

非がん患者の予後予測

　非がん患者の場合は、予後にばらつきが多くなります。入院し加療することで病態が改善する場合もあり、予後予測は困難です。ただ、予後1週間以内や、48時間以内の危篤時期はがんと変わりありません。また、患者さんとご家族の想いや治療の希望の内容によっても予後は大きく異なります。例えば、超高齢の場合は、点滴もせずに静かにみてほしいなど、説明と承諾（ＩＣ）が極めて大切になります。患者・家族の希望や医療処置で予後は大きく変わります。

　下の図は63ページに載せた「死にいたるまでの経過」の3つのモデルのグラフを重ね合わせたものです。

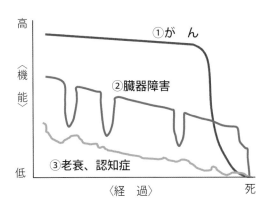

図21. 終末期の3つの軌道

■治療や処置を希望する場合

ALSや神経難病	気管切開をするか、人工呼吸器を使うかで、予後に数年間の開きがある。
重度心不全	増悪した場合、入院して点滴治療などをすれば軽快することもある。
呼吸不全	在宅酸素、人工呼吸器など。
重度腎不全	人工透析をするか。
誤嚥性肺炎（反復性） 経口ができなくなったとき	①胃ろうするか、②経鼻栄養か、③点滴（中心静脈栄養、末梢点滴、皮下点滴）をするかしないか、これらの選択で予後が約1カ月から数年間の開きがある。

　また、病状の変化で、医療処置をする、しないなど患者さんや家族の考えが変わってもいいことも知らせます。

■無治療を希望する場合

　全く医療処置をせず、経口摂取ができなければ、数日から十数日の余命です。ＡＣＰを十分に行い、本人や家族と話し合い、治療方針を決める必要があります。ただし、家族間での意見の調整や、また、経過中に考えが変わってよい（胃ろうを設置する、点滴するなど）ことを伝えることも必要です。

Ⅷ. 本人と家族の選択を支える

がんの進行と緩和ケア

1. がんの進行と治療と緩和ケアの導入

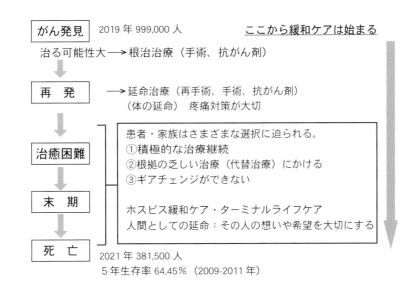

図22. がんの進行と緩和ケアの導入時期

2. 終末期の緩和ケア

キュア（cure）：治癒：症状を治すこと、苦しみを消すこと。

ケア（care）：苦しみを和らげること。このため、際限がなく、奥が深い。

■緩和ケアとは

- 「病気の時期」や「治療の場所」を問わず、患者さんの「苦痛（つらさ）」を見つけること。
- その苦痛（つらさ）を和らげること。
- 患者・家族の希望や想いを大切にすること。

緩和ケアで大切なこと：人の病気を見るのでなく、病気になった人を見ること

緩和医療（エビデンス：EBM）と緩和ケア（ナラティブ物語：NBM）は異なるものです。

　緩和医療：患者の苦しみや苦悩を和らげること。

　緩和ケア：患者の希望や想いを大切にしながら、患者の苦痛を和らげること。

解　説 設備の整った病院より、狭くても年老いた妻のいる自宅に帰りたい、痛みがあっても我慢したい、どうしても外出したい、入浴したいなど、患者さんにとって危険な状態でも、生命的、身体的に不利益になっても、想いや希望を大切にすることも緩和ケアです。

■ 3. 在宅におけるよい看取りとは —— 幸せな最後を迎えるために

定義：患者さんとその家族（ケア側）、そして医療者・介護側（ケアを提供する側）の両者が、「希望した在宅で看取れてよかった。また、幸せな最期だった」と思えるような看取りである。

このためには、

● 患者さんや家族の希望をかなえていること（緩和ケアの実践）

● 医療者・介護側も十分に看取れたという充実感が得られること（緩和ケアを提供する側のスタッフのケア）

これらを可能にするには、患者・家族側と医療・介護側の良好なコミュニケーションと十分な話し合いが必要です。

ときに本人や家族ケアを熱心にするあまりに、ケアする本人（多くは看護師）が消耗してしまい、バーンアウトすることもあります。ケアをする側のケアも必要となります。一人で抱え込まないで、チームで支える、多職種で分かち合うことが大切です。

本人、家族への予後の告知

■ 1. 本人に「残された時間」を伝える

告知には段階と深さがあります。がんであることやその状態を知らせることがありますが、日本では余命（残された時間）まで伝えることに問題があります。

● 病気（がん）を伝える

● 転移の広がりを伝える

● 余命を伝える

■背　景

余命を告知する場合、日本では先に家族に伝え、家族の意見を聴いて患者さん本人に伝えることが一般に多いようです。本来は、病気である本人に伝えて、家族に伝えるかどうかを聴くべきであり、「個人情報保護法」という法律に照らし合わせても、そうあるべきなのです。

しかし実際には、本人に先に伝えると家族の医療者への反感が強くなり、その後のケアに支障を及ぼし、信頼関係が崩壊してしまうこともあります。一方で、家族にのみ残された時間を告げ、それを家族が患者さん本人に伝えるのはさらにつらいことです。

■対処方法

本人の思いを聞き出す：告知する前に、患者さん本人が病状や残された時間についてどう思っているか先に聞き出すことが大切です。これを家族が一緒にいるときに行います。本人がある程度、残された時間がわかっているときは家族にもその思いが伝わり、その後のケアがしやすくなります。

患者さんには「知りたくない権利」もある、ということも知っておいてください。

■本人にある程度の予後を伝える

A）本人に時間的な意味がある場合

例えば、自身が社長であり、新たな事業を起こそうとしている。子どもの結婚式の予定があるなど。

伝え方：それに間に合わない（結婚式など）時は、難しいということを告知することも大切です。結婚式を早

めたり、娘さんがウェディングドレスを着て、患者さんに見せにきたこともあり、患者さんが喜ばれました。

B）とくに差し迫った要件がない場合

● 正確な予後は知らせない（個人差が大きい）：「来年の桜が見れたらいいですね」など。「あと3カ月」など具体的な数字に出していうと、その時期になると落ち込んでしまうことがあります。

● 本人に、医師として予後は知っていることを伝える

「私はあなたの残された時間を知っています。でもまだ、お迎えの神様は船に乗っていて、家に来るまでは時間がかかります。家の近くに来たら、必ず教えますよ」と伝えると、「わかりました。その時期になったら、教えてください」と言われました。この話で、患者さんは微笑み、落ち着かれました。大切なことは患者さんとの信頼関係、コミュニケーションです。

この方は状態が悪くなり、あと数日となったとき、「先生、お迎えの神様は来てますか」と問われました。「Aさん玄関まで来ています。あともう少しです」と答えると「ありがとうございました」とにっこりされました。

C）残された時間が短い在宅の終末期患者の場合

全身状態から、予後が1カ月以内（2週間ほど）と短いことが予測できるとき、本人から残された時間を聞かれれば、それほど長くないことを告げます。本人がしたいことがあれば、早くするよう伝えます。中には、自分の葬式に対する希望を家族に伝える患者さんもいます。

▌2．家族に伝える

家族のだれに知らせるかの選択が大切です。配偶者なのか、子どもなのか、きょうだいなのか、必ず聞きます。主に主介護者や子どもたちに伝えます。

①前の先生（主治医）から、予後はどれくらいと聞いているかを聞きます。ときには、知らされていないこともあります。

②家族には正確な予後を知らせるようにしています。家族が予想以上に長く（年単位）思っていることが多く、それほど残された時間がないことを告げると、家族も真剣に今後のことも考えるようになります。また、訪問診療時は必ず、今の状況や予後を知らせるようにしています。「あと1週間くらいですよ」など。

③家族（別に住む子どもやきょうだい）にも知らせる。ただし、主介護者がきょうだいなどに知らせることを嫌うこともありますが、主介護者の想いを大切にします。

仕事で不在であったり家族全員が集まらなかったりすることも多いので、そのような場合は、みんなが集まれる日曜日に訪問して話すこともあります。

▌3．医療・介護スタッフに伝える

がんの場合は、急速に悪化していくことが多く、訪問看護師、ケアマネジャー、ヘルパーにも今の状況や、予後のことを、できる限り正確に伝えるようにしています。チームみんなで残された時間を把握し、支えていくことが大切です。

本人・家族への意思決定支援

人生の最終段階における医療・ケアの決定プロセスに関するガイドライン　　　　　　　（厚生労働省：2018年3月）

　平成30年（2018）に改訂された（厚生労働省）の基本的な考え方に、

　「人生の最終段階における医療・ケアにおいては、できる限り早期から肉体的な苦痛等を緩和するためのケアが行われることが重要です。緩和が十分に行われた上で、医療・ケア行為の開始・不開始、医療・ケアの内容の変更、医療・ケア行為の中止等については、最も重要な本人の意思を確認する必要があります。確認にあたっては、適切な情報に基づく本人による意思決定（インフォームド・コンセント）が大切です」

と明記されています。

　終末期に患者さんの意思が確認できる場合とできない場合で、医療とケアの方針を決定するための指針です。

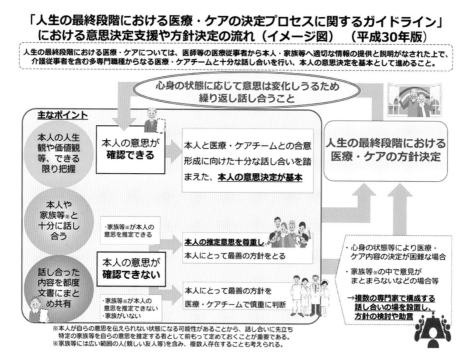

図23.「人生の最終段階における医療・ケアの決定
プロセスに関するガイドライン」のイメージ図

■要　約

1．患者の意思が確認できる場合

　患者さんの意思決定を基本として、話し合いに基づいて医療従事者が患者さんの意思に沿った治療を行う。

2．患者の意思が確認できない場合：高度認知症や意識障害がある場合

　医療・ケアチームで慎重に判断する。

　1）家族が患者さんの意思を推定できる場合：その意思を尊重し、患者さんにとって最善の治療方針を取る。

　2）家族が患者さんの意思を推定できない場合：患者さんにとって何が最善かをチームと話し合い、最善の治療方針を取る。

　3）家族がいない場合や家族が判断を医療・ケアチームにゆだねる場合：患者さんにとって最善の治療方針を取る。

3．話し合いで、合意を得られない場合や意見がまとまらない場合：

　複数の専門家からなる委員会を別途設置し、治療方針を検討する。

　繰り返し話した内容を、その都度文章にまとめ、本人・家族らと医療・ケアチームで共有する。

解説 本人の意思が確認できれば、当然、本人の選択を支持します。本人の意思が家族で推定できれば、それを尊重します。

　患者さんの意思が推定できない場合や、家族が医療者に決断をゆだねることが、在宅の現場ではよくあります。経口ができなくなり、胃ろうか経鼻栄養か、末梢点滴をするか、何もしないかなど、重大な治療方針を決めることになります。医師、看護師、施設側、ケアマネジャーで話し合い、みんなが納得する結論を出すようにしています。

　施設では、介護をしてきた施設側の意見を聞くようにしています。

　自宅では、家族内で話し合ってもらうようにし（主介護者の意見を聞く場合が多い）、どのような決断でも、それを支持するようにしています。責任を負いたくないと考える家族も多くいますが、その場合、高齢者では経口ができなくなるのは自然なことで、今まで十分に介護してきたことを話すようにします。家族の責任でなく、みんなで決めることで家族の気持ちが和らぎます。

1. アドバンス・ケア・プランニング

■ Advance Care Planning（ＡＣＰと略す）：人生会議

　終末期に本人の意思が確認できない（意識がない、認知症など）場合は、その治療やケアするときに、あらかじめ本人の想いがわかれば、治療、ケアに役立ちます。このためにＡＣＰが提唱されました。意思決定支援のために必要です。

　定　義：今後の治療・療養について患者・家族と医療従事者が、生前にあらかじめ話し合う自発的なプロセス。　　　　　　　　　　　　　　　　　　　　　　　　　　　　　　　　　　　　（木澤義之 2017.8）

　：万が一のときに備えて、あなたの大切にしていることや望み、どのような医療やケアを望んでいるかについて、自分自身で考えたり、あなたの信頼する人たちと話し合ったりすること：人生会議ともいう

　　　　（厚生労働省　人生の最終段階における医療の普及・啓発の在り方に関する検討会　2019 年 4 月から）

■ 人生会議：2 つの場面

Ａ）健康なときのＡＣＰ

　もしもの場合（終末期）に備えて、医療関係者や信頼する人（代理意思決定者）に自分の想いや希望を伝えておきます。事前指示書、エンディングノートなどの作成。

Ｂ）病気になったときのＡＣＰ

　本人の意思や希望に沿った人生を送るために、ケアの実践や終末期の質の改善が目的となります。

- 患者から：現在の心配な点、気がかり、本人の希望、価値観・信念や目標を聴く。苦痛に対する処置や療養場所に関する選択肢を聴く：終末期に対する希望（心臓マッサージなど心肺蘇生、人工呼吸器、胃ろう、鼻チューブ栄養、点滴などをするか、しないか、など）。
- 医師から：現在の病状や今後の見通し、治療方法や効果などを聞く。

　患者さんの価値感・人生観にあった望む医療ケアが受けられます。

2. ＡＣＰの利点と欠点と効果

■ＡＣＰの利点

　自分の想いを医療者や家族に伝えることができます。医療者から話を十分に聞くことができるため、自分で治療やケア、ケアの場所を選択できるようになります。

①患者の自己コントロール感が高まる。　　　　　　　　　　　　　　（Morrison , J Am Geriatr Soc.2015）

71

②代理決定者（家族など）と医師のコミュニケーションが改善される。　　　　　（Degenhoitz,Ann Intern Med.2004）

③より患者さんの意向が尊重されたケアが実践され、患者と家族の満足度が向上し、患者の不安や抑うつが減
　少する。　　　　　　　　　　　　　　　　　　　　　　　　　　　　　　　　　　　（Detering K,BMJ 2010）

■ＡＣＰの欠点

①患者さん、家族にとってはつらい体験となる可能性があり、すべての患者さんに適用は難しい。終末期の話
　題自体を嫌がることがある。

②時間と手間がかかる（話す場所は？　時間に余裕がないときは？）。

③話し合いの開始のタイミングが難しい。突然始めることへの戸惑いがある。

④病期の進行の中で、患者さんや家族の考えや意向が変わっていく。

■ＡＣＰの効果

　ＡＣＰの利点や欠点があっても、患者さんや家族と医療者関係者が話し合う機会をもつことが重要で、お互い
のコミュニケーションが良好になることは終末期には大切です。重要なことは何も決めなくていいので、いっぱ
い話し合いましょう。

■事前指示書

　あらかじめ本人の想いや代理意思決定者がわかれば、終末期になったときに治療、ケア（意思決定支援）に役
立ちます。ＡＣＰのために事前指示書があります。ここでは国立長寿医療研究センターのものを紹介します。入
院時に全患者さんに配布しています。３項目からなり、基本的な希望や、終末期になった時の希望、意思決定代
理人の決定が骨子です。

私の医療に対する希望（終末期になったとき）

アドバンス・ケア・プランニング（事前指示書）　国立長寿医療研究センター

　この希望はいつでも修正・撤回できます。法律的な意味はありません。

Ⅰ）基本的な希望　（希望の項目をチェック（✔）してください）

　①痛みや苦痛について　□できるだけ抑えて欲しい（□必要なら鎮静剤を使っても良い）
　　　　　　　　　　　　□自然のままでいたい

　②終末期を迎える場所について　□病院　　□自宅　　□施設　　□病状に応じて

　③その他の基本的な希望（ご自由にご記載ください）
　　　（　　　　　　　　　　　　　　　　　　　　　　　　　　　　　　　　　　）

Ⅱ）終末期になったときの希望（希望の項目をチェック（✔）してください）

①心臓マッサージなどの心肺蘇生	□して欲しい	□して欲しくない
②延命のための人工呼吸器	□つけて欲しい	□つけて欲しくない
③抗生物質の強力な使用	□使って欲しい	□使って欲しくない
④胃ろうによる栄養補給	□して欲しい	□して欲しくない
⑤鼻チューブによる栄養補給	□して欲しい	□して欲しくない
⑥点滴による水分補給	□して欲しい	□して欲しくない

　⑦その他の希望（ご自由にご記載下さい）

Ⅲ）ご自分でご希望する医療判断ができなくなったとき、主治医が相談すべき人はどなたですか
　　（お書きいただかなくても結構です）

　　　　お名前（　　　　　　　　　　　）　　ご関係（　　　　　　　　　　　　　　）

　　　　患者さまのお名前　　　　　　　　　　　生年月日　　　年　　　月　　　日

　　　　　ご住所

　　　　　　　　　　　　　　　　　　　　　　　記載年月日　　　年　　　月　　　日

3. インフォームド・コンセント（IC：説明と承諾）

定　義：最善のエビデンスと経験に基づき医療チームで協議し、治療の選択肢と有効性・危険性を提示して、患者がその情報に基づき、治療法の選択・決断を自発的にすること。
ＡＣＰと混同して使われますが、ＡＣＰはより終末期のことを考慮した内容です。

■ Jonsen の臨床倫理の4分割法

現場で患者の治療・ケア方針に迷った場合は、さまざまな情報をまとめて整理し、意思決定するために Jonsen の臨床倫理の4分割法を使うことを勧めます。

4つとは①医学的適応、②患者の意向、③ QOL（生きることの質を問う "幸福を追求 "）、④周囲の状況（効用と公正）からなっており、患者にとっての大切なことが整理され、明確になり、意思決定支援につながります。

表 12.　Jonsen の臨床倫理の4分割法

＊広い視点から問題点をはっきりさせる方法
＊簡単に記入でき、全体像の把握には適するが、全員が納得できるような対応策が見いだしにくい

1）医学的適応	2）患者の意向
〈恩恵、無害の原則〉 ・チェックポイント 　①診断と予後 　②治療目標の確認 　③医学の効用とリスク 　④無益性	〈自律性尊重〉 ・チェックポイント 　①患者の判断能力はあるか 　②インフォームド・コンセント（コミュニケーションと信頼関係） 　③治療拒否 　④事前指示書（アドバンスケアプランニング、Living Will） 　⑤代理決定（代行決定と最善利益）
3）QOL	4）周囲の状況
〈生きることの質 " 幸福追求 "〉 ・チェックポイント ① QOL の定義と評価 　（身体、心理、社会的側面から） ②誰がどのように決定するのか ＊偏見の危険 ＊何が患者さんにとって最善か ③ QOL に影響を及ぼす因子 　（QOL を向上させる因子を取り入れ、低下させる因子を取り除くこと）	〈効用と公正〉 ・チェックポイント ①家族や利害関係者 ②守秘義務 ③経済的側面、公共の利益 ④施設の方針、治療形態、研究教育 ⑤法律、慣習 ⑥宗教 ⑦その他

患者・家族の要望に対する医療者の対応

　在宅の現場には患者さんや家族のさまざまな想いと要望や希望がありますが、なかにはそれが非現実的であり、想いをかなえられない場合もあります。その場合の対処方法を挙げてみます。正解はありませんが、本人や家族の満足度やケア側の満足度が少しでも高い、よい看取りになるような意思決定支援を考えています。

1. 積極的治療の継続を希望された場合

■事例〉40 歳台男性：結腸がん、肝転移、肺転移
家族：妻とは別居、子どもは自宅に同居、実姉が世話をしている。
病歴：
平成 X-3 年：大腸切除、抗がん剤治療を続けている。
平成 X-1 年：多発肺転移で低酸素血症になり、自宅で酸素療法をしている。
平成 X 年：自宅で療養し、抗がん剤治療のために月に 1 回県外に行っている。
　外来通院がきつくなり、訪問診療依頼。
　歩行もやっとですが、「どうしても抗がん剤治療を受けたい」、「何もせずに、がんに負けるのは嫌だ。まだ、子どもが小さい。今、死ぬわけにはいかない。死んでも絶対に抗がん剤治療を行いたい」、「まだ、大丈夫、自分のことは自分が一番わかる」との希望が強くありました。
　転帰：HOT をしながら車で県外に行き、抗がん剤治療直前に全身状態が悪化し、そのまま車で帰省、1 週間後、自宅で永眠されました。

　■この事例の留意点
　①医療者のインフォームド・コンセントは十分か。
　②患者の希望・想いが現実離れしていることを、患者自身は理解しているか。
　③家族の想い（実姉、子ども）はどうか。
　④医療者はどう判断するのか― Jonsen の臨床倫理の 4 分割法をする。

　永眠後家族（姉）は、「あの人らしく、最後まで挑戦してくれました。予想以上に早い永眠でしたが、家族としては悔いはありません」。
　40 歳台と若い人であり、治療の想いを支えることが大切と思われました。家族とは何回もＡＣＰを行ってきました。
　在宅主治医としては、今も判断はよかったかどうかはわかりません。

表 13. Jonsen の臨床倫理の 4 分割法に適用

1）医学的適応 〈恩恵、無害の原則〉 ・チェックポイント ①診断と予後： 　多発肺肝転移。予後は 1 カ月未満 ②治療目標の確認：できない ③医学の効用とリスク： 　治療効果はない、むしろ体に悪い（突然死） ④無益性：無益である	2）患者の意向 〈自律性尊重〉 ・チェックポイント ①患者の判断能力はあるか：ある 　病気の進行を受け入れない ②インフォームド・コンセント： 　病気が進行しており、危険性も伝えた 　突然死、リスクが高いこと（実姉交えて） 　コミュニケーションと信頼関係：初診から 2 週間 ④事前指示書（アドバンスケアプランニング）： 　全く行えなかった。
3）QOL 〈生きることの質 "幸福追求"〉 ・チェックポイント ① QOL の定義と評価（身体、心理、社会的側面から） 　何が患者にとって最善か ②誰がどのように決定するのか 　実姉は本人任せ ③ QOL に影響を及ぼす因子 　抗がん剤治療をすることで QOL は著しく低下する	4）周囲の状況 〈効用と公正〉 ・チェックポイント ①家族や利害関係者： 　実姉は本人の希望を叶えてやりたいという ③経済的側面、公共の利益：お金はある ④抗がん剤治療をする病院は、患者の希望を叶えるという。 ⑥宗教：なし

2. 根拠の乏しい「医療」にかけている場合

■事例 1）60 代　末期がん患者の妻（本人〈夫〉は社長）

妻「先生、大学で抗がん剤治療はできないと言われた。何もしなくていいんですか。夫が今、いなくなったら困るんです。もっと長生きしてもらわないと」

高価な深海水やお茶を取り寄せていました。

■事例 2）50 代男性　前立腺がん末期、多発骨転移（大学教授）

「病院の先生から抗がん剤は効かないと言われた。本やパソコンで調べたが、末期がんが治ったという漢方治療法がある。これを飲みたい」。病状が悪くなる中でも、「パソコンで治療法を探している」と。

亡くなる 3 日前に「医大に行って治してもらう」と肝不全による意識混濁の中で発言がありました。

■事例 3）30 代　耳下腺がん末期、多発肺骨転移、在宅酸素中（5 歳と 1 歳の子どもがいる）

「他県に新しい治療法、波動法があり、月に 1 回行っています。来月もまた行きたい。じーっとしているのはつらい。まだ、大丈夫です」

HOT が必要で県外へ行くのは危険が多い状態だったが、亡くなる 2 週間前まで治療に行っていました。

■背景因子

①日本人の気質・性格として、何もしないことに耐えられない。

②多くの人が、効果のない代替療法（雑誌や本で宣伝されている）に期待し、お金をかけて行っている。

③本人はもう治療をしたくないが、家族（子ども）や親せきがさまざまな治療や薬や深海水などを強要する。

■対処方法

　医療者として、効果のない治療とわかっていても、終末期の患者さんや家族が希望するときに、無意味と言えないつらさがあります。在宅主治医としては、お金をかけて無意味な治療をつづけさせていいのかと悩むことが多くなります。

①話をよく聴く。決して頭ごなしに否定しない。

②その治療が原因で全身状態が悪化していないか。温熱療法、ビワなど。本人・家族には、その治療で体調が悪化すればすぐに言うように指導。

③患者が本当に希望しているのか、家族や親せきの強要ではないか見極める。本人が嫌がっている場合は、家族に十分に説明する。拒絶せずに「今は本人も嫌がっているので、体調がよくなってから使用してもいいのではないでしょうか。今は様子を見ましょう」。

④**費用の問題**──県外へ行くだけの体力があるかどうかも問題。お金がかかりすぎる。無理をする。このような時も、「少し時間をかけてしましょう」。お金も無理をしないように伝えることが必要。

⑤**終末期代替療法に対する医療者側の立場・想い**

- 体に直接的な害がなければよい。
- 効果があるなしは、考える必要はない（あれば最高）。
- 安価であればいいが、家計が逼迫するようになることには反対する。
- 患者さんと家族にとって最高のスピリチュアルケア、こころのケアであると思うことにしている。

3. 永眠後の家族の想い

■**事例〉70代男性　胃がん終末期**

「他県の免疫療法を受けたい」。

　大学病院では拒絶されたため在宅療養になり、強く希望されました。治療効果は少ないと思われましたが、その時点で、妻の車の運転で治療に行く体力があり、私（筆者）は「行って治療を受けていいですよ」と伝えました。それを聴いて本人も妻も喜んでおられましたが、その治療も効果がなく、約2カ月後に自宅で永眠されました。

　永眠後に妻から「先生から治療を受けていいと言われたときの主人の喜ぶ顔が忘れられません。大学で抗がん剤治療をしても、いつもつらい言葉（効果がない）と言われつづけたので、はじめて光がさしました。効果が少ないと思っていても、希望の光を感じることは大切でした。その想いを遂げさせてくれた先生には感謝です」。

　終末期に一瞬でも希望の光を見ることは大切ではないかと思います。ただ、無理はさせたくありません。

　一例一例、本人・家族の想いが違うため、話し合うことが必要です。この事例では、何度も本人と家族と話し合ったこと、ＡＣＰを繰り返したことが大切だったと思います。

　大切なことは、患者さんや家族と医療者が話し合い、想いを共有することです。

患者・家族の選択を支援する

1．入院か在宅療養継続かの選択支援

　在宅療養を開始したときに最後まで在宅でと決めている人は半数であり、在宅療養継続の中で想いは変化します。それでいいということを本人・家族に伝えることが大切です。

■入院を希望する理由
1）本人側
● 症状が緩和しない場合（疼痛や呼吸苦など）。
● 患者さん自身が家族に迷惑をかけているという想いから希望する。

2）介護側
● 介護疲れが大きいとき：
　・最も大きいのはトイレ介助であり、夜間、眠れないなどで疲労が蓄積する。
　・他に介護者がいない場合、一人で介護をする期間が長期間に及び担いきれなくなる。
　・介護者が心不全、腰痛など病気を持っているとき。
● 主介護者が入院などして不在になったとき。
● 介護者の不安：在宅の看取りに不安があり、最後は病院でと思っているとき。

3）医療者の要素
● 病状の悪化（痛みや呼吸苦やせん妄など）に家族が対処できず在宅の継続が無理と思われるとき、不安が強いときは、家族に入院を勧めます。
● 訪問看護師やケアマネジャーが不安に思い、看護師が「早く入院したほうがいい」と勧めることもあります。

■対処方法
● 患者・家族と想いを共有し、医療関係者と共に話を聴くこと。
● 本人の希望を聴くこと。本人が希望すれば入院してもらう。
● 家族のみが希望する場合：その理由により対処する。
　・介護疲れ：ヘルパーやショートステイなどを利用する。
　　　　　　　：他の家族の協力を求める。
　　　　　　　：予後を知らせる。例えば、あと1－2週間と伝える。
　・看取りを怖がっている：死の教育をする。
　・モチベーションを高めるように励ます：「（患者さんの）最後の願いをかなえていますよ」

　本人の気持ち、家族の気持ち、疲れ具合など総合的に見ていく必要があります。この場合もＡＣＰが大切です。すぐに決めないで様子を見ます。2－3日で病状が変わると気持ちが変わることもあります。
　在宅チームも患者や家族にとって自宅がよいのか、入院がよいのか、総合的に考え、判断することが大事です。
　医療者側に在宅看取りに不安があり、すぐに入院させたり、逆に、在宅で最後までみたいという思いから入院させない、などということがないように、あくまでも患者と家族の想いに留意することが重要です。

2. 経口摂取・経管栄養・輸液をめぐる選択支援

■最期まで口から食べるために多職種連携

事例〉85歳女性：脊椎圧迫骨折、慢性心不全、肺炎後廃用症候群、右大腿骨骨折

　3カ月入院していた間に経口摂取が不能となり、自宅療養を希望して点滴をしながら帰ってきました。ベッド上で生活。軽度の認知症でしたが理解力はありました。娘さんとの二人暮らし（娘さんは経口摂取を強く希望）。

経口摂取させるための多職種連携

①在宅医：内服薬処方

②訪問看護師：身体ケア、清拭、入浴介助

③リハビリ

　　言語聴覚士（ST）：嚥下訓練：とろみ食から

　　理学療法士（PT）：ADL拡大（座位、立位車椅子騎乗訓練）

④歯科医、歯科衛生士：口腔内ケア

⑤管理栄養士：とろみ食指導

⑥ヘルパー：排尿援助、清拭

⑦ケアマネジャー：多職種のスケジュール管理

　このような多職種でのケアを地道に続けることで、2カ月後には粥食を70%食べることができ、デイサービスに行けるようになりました。高齢者でもさまざまなケアを導入することで、口から食べられるようになる例があります。認知症が軽い人ほど食は改善しやすいです。

■経口摂取が不能な場合の選択

事例〉80代後半女性：アルツハイマー型認知症

　3年前から施設入所、認知症でしたが介助で食事はできていました。

　左大腿骨骨折と腎盂腎炎で3カ月間の入院中に認知症がさらに悪化し、寝たきりになり、経口できなくなりました。PT、STが関与しましたが嚥下ができず、経口は断念しました。

　病院から家族へ胃ろうや経管栄養、IVHなどの選択肢を示されましたが、認知症も重度であり家族は拒否。末梢点滴のみで有床診療所へ転院しました。しかし、末梢点滴が取れなくなり退院を迫られました。

　自宅療養は介護力がなく困難で、施設での看取りを希望し入所となりました。しかし、施設は看取りの経験がなく拒否的でした。

　経過〉 施設における在宅ケア、開始。経口ができず、点滴もできない、何もせずに死を待つのは家族も施設側も避けたいという意向。このため、当院は皮下点滴を提唱しました。危険性が少なく管理も容易であり、500-1000ml/日可能です。施設に看取りのケアや方法を指導し、連絡方法を確認。24時間いつでも支えることを伝えて再入所することができました。

　施設看取り〉 皮下点滴を毎日することで病状は安定し、施設側も家族も落ち着き、再入所24日後に施設で安らかに永眠されました。この施設では初めての看取りでした。当初は病院から退院を迫られて困惑していた家族ですが、患者さんが施設に戻り、最期に施設で看取ることができたことで感謝されました。

　解説 超高齢者（一般に90歳以上）においては、どこまで点滴や胃ろうや経口摂取に努力するかは本人と家族の選択になります。欧米では、高齢あるいはがんなどで終末期を迎えると、口から食べられなくなるの

は自然なことで、胃ろうや点滴などの人工栄養で延命を図ることは非倫理的であり、そんなことをするのは老人虐待にあたるという考え方があり、施設では点滴など医療処置はせず自然に看取っています。

こうしたことは『欧米には寝たきり老人はいない─自分で決める人生最後の医療』（宮本顕二、宮本礼子著　中央公論新社）の中に書かれていますが、日本においても超高齢者の看取りを改めて考え直す時代に来ているのかもしれません。

3. 終末期認知症患者の意思決定支援と在宅看取り

■高度認知症の終末期の特徴

本人の意思が確認できない状態です。認知症になる前に希望や想いを聞いていればいいのですが、多くの人がわかりません。こうした場合、経口ができなくなると、どのような選択をするのかが必ず問題になります。家族や医療・介護者でＡＣＰが必要となります。

■高度認知症の終末期症状について

- 会話ができない。意思の疎通も困難になるので、コミュニケーションが取れなくなる。本人の意思の確認ができない。
- 運動機能が低下し、歩くことや、立ったり座ったりすることができなくなり、入浴、排泄が自力ではできなくなる。最終的には寝たきりになる。日常生活すべてで全介助となる。
- 生命に関わる拘縮が起こり、嚥下困難、誤嚥性肺炎を起こす。死に至る。

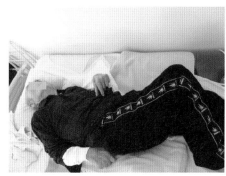

80代後半男性　高度認知症：寝たきり、胃ろう栄養、拘縮

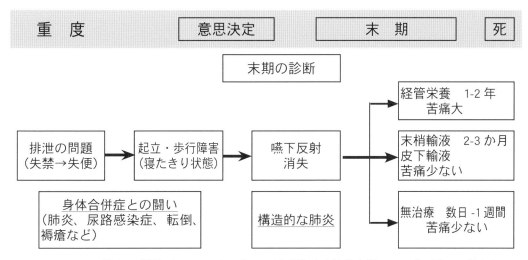

平原佐斗司『認知症ステージアプローチ入門』中央法規出版　2013より引用一部改変

図24. アルツハイマー病の重度から末期までの経過

■対処方法

アドバンス・ケア・プランニング（ＡＣＰ）を家族と医療者間（施設の方）で行う

① 本人の意思を尊重：事前指示書（Advannce Care Planning）。意思をもつ一人の人として対応、人間の尊厳性を支える。

②本人の意思が不明の場合は家族の意向・希望を引き出し、尊重する。

③本人の心身の苦痛を緩和する：認知症の緩和ケアと終末期リハビリテーションを行う。

④家族の負担軽減策を講じる：どこで最期を迎えるか看取りを考える。

環境変化に弱い認知症の人は、これまでの「暮らしの場」において最期まで過ごすことが望ましく、「暮らしの場」における看取りも視野に入れた医療支援が必要になります。ここでいう在宅とは、自宅に限らず、それまで暮らしていた施設（グループホーム、有料老人ホーム、特別養護老人ホーム）を含みます。

解説 認知症が重症化すれば、リハビリをしても経口ができなくなっていきます。この場合は図24にあるように、胃ろうや点滴などの処置がありますが、本人は処置が理解できないことが増えていきます。家族の希望を優先しますが、長い間経過し、終末期になっていくと医療者の判断を求められることも多くなります。

このようなとき、何もしないこと（無治療）は家族を苦しめることがあり、皮下点滴などを提案することがあります。皮下点滴は末梢点滴より管理が容易で、より穏やかな最期を迎えられます。また、療養場所は、「暮らしの場」が長年住み慣れた施設であれば、その施設で看取れるようにします。

Ⅸ. 家族のケア

在宅看取りに対する家族の不安

終末期の在宅療養は開始時期から看取りまで、ケアする家族にはさまざまな不安があり、これを一つ一つ解決しながら、在宅療養の継続から在宅看取りまで導いていきます。

①家族には看取った経験がない（死にゆく人を見た経験がない）。

②家族が死を嫌がる、恐怖感がある。

③1日の多くの時間を家族のみで見ている（逃げられない）。

④最後の1週間（とくに最後の2-3日）をどのように過ごし、ケアすればいいか、全く分からない。

⑤死の確認は家族だけでできるか心配（死を見たことがない）。

⑥苦労して在宅で看取る意味はあるのか（病院の方がよいのではないか）。

⑦家族やきょうだい、親戚から、在宅療養や在宅看取りを反対されたらどうすればよいのかわからない。

在宅開始時期から継続時期

終末期の在宅療養では、家族は1日の多くの時間を死や急変に対する恐怖を感じつつ患者さんのケアをしています。早めに安心感をあたえ、ストレスを取り除き、元気づけることが大切です。

　家族に安心感をあたえるために

① 24時間365日、いつでも対応する。

②すぐに入院できる病院を決めておく。

③急変時の対処方法を教えておく。すぐに連絡をしてもらう。

　初診時に痛みや便秘、嘔気などの薬剤と点滴やセットも用意し家庭に置いておく。

　家族のストレスを取り除き、元気づける

①病状を安定させる。

②不眠や急変時の対処方法を知らせる。

③家族に休息の機会を提案する。

　・訪問看護師、ヘルパーを使う。

　・在宅ホスピスボランティアの協力を得る。

　・レスパイトケア（ショートステイ）の利用を提案する。

　・レスパイト入院の利用を提案する。

④ときには家族を元気づけるためのイベントを提供する。

解　説　やまおかクリニックでは、患者さん・ご家族を元気づけるために、誕生日やクリスマスには、家庭を訪問して、お花のプレゼントをし歌をうたいます。クリスマス時期にはサンタクロースの格好をして、一緒に写真を撮り、写真は引き伸ばしてプレゼントします。在宅療養をしているときに、夫婦で写真を撮る機会はあまりありません。

　　ときには、介護する妻（夫）の誕生日をサプライズで祝うこともありますが、とても喜んでもらえます。少しでも元気なってもらいたいという医療者側の気持ちを伝えるいい機会になります。

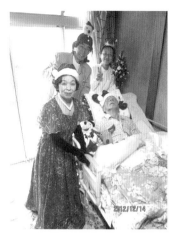

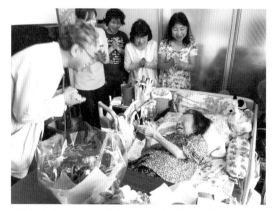

クリスマスを一緒に楽しむ

患者さんの誕生日を祝って花を贈り、歌をうたう

終末期の家族ケアと支援

1. 予後予測1カ月の時期（ターミナル中期）

精神的疲れ

　患者さんの体調が徐々に落ちていくため、患者さん自身も苦しみますが、それを介護する家族も精神的に苦悩します。多職種チームのそれぞれが傾聴し、また、「奥さん（ご主人）はよく頑張っておられます」と労うようにします。なかには、「病院のほうがいいのでは」と悩む家族もいますが、本人の最後の願いをかなえていることを伝えるようにします。

肉体的疲れ

　この時期はトイレ介助が必要になり、尿器では嫌がり、夜間もトイレに行く人がいるため、トイレのたびに介助が必要になります。この時期から予後1週間が、家族は肉体的に疲れます。精神的な疲れもですが、肉体的疲れ（トイレ介助など）がより家族を苦しめることがあります。

事例〉70代　末期結腸がん：

　自宅で一人息子さんが親の介護していましたが、夜間にトイレに行くためにどうしても起きざるを得ず、肉体的に疲れていました。「先生、このようなケアでは私ももちません。親には悪いのですが入院させてください」　と訴えられました。

　患者さんはすでにトイレに行くのもやっとで、経口も少なく、予後は1-2週間と思われました。そこで、息子さんへ「来週になればベッド上での生活になり、トイレへ行くことも難しくなりますからおむつで対処します。きついのはあと1週間くらいです」と告げました。息子さんは、「あと1-2週間なら介護は続けられます」と考え直されたようで、患者さんはこの会話の後10日後に永眠されました。

2. 予後予測1週間の時期（ターミナル後期）の家族ケア

　患者さんはベッド上の生活で、経口が少なくなり看取りを強く意識する時期です。家族の不安や緊張も高まります。おむつを使うようになり、トイレ介助はなくなるケースが多くなりますが、家族に対しては肉体的よりも精神的なケアと支援が必要になります。とくに、これから患者さんがどのようになるのか、どのように対応すれ

ばよいかわからず困惑します。

　やまおか在宅クリニックでは、この時期になると訪問看護師から看取りのパンフレット（「これからのことについて—在宅での過ごし方」）を家族に渡し、説明するようにしています。現代社会は看取りの経験がない家族がほとんどですから、最後の1週間に起こることを事前に知っておくことで落ち着いてもらえます。

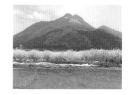

これからのことについて
〜在宅での過ごし方

医療法人　カーサミア
やまおか在宅クリニック

やまおか在宅クリニックが作成した、家族が家で看取るために役立つ小冊子。余命1週間くらいの時に渡す

　　　「これからのことについて—在宅での過ごし方」
①食欲が低下、水分を受けつけなくなります。
②眠っている時間が長くなります。
③微熱や、時に高熱が出ることがあります。
④尿量が少なく、体のむくみが出ることがあります。
⑤だるさが増すことがあります。
⑥意味不明な言葉を発することがあります。
⑦のどもとでゴロゴロというような音がすることがあります。
⑧手や足が冷たくなることがあります。
⑨呼吸の仕方が変わってきます。
⑩急に心臓や呼吸が止まるとき／止まっているのに気づいたときの対応の仕方。
　　患者さんにこのようなことが起こることは、死が近づいてきたことを意味します。

　この小冊子には、患者さんが休まれているときに家族にできることも書いています。また、最後に、家族に対して「一人で頑張りすぎず、どうぞいつでも看護師、医師、ケアマネさんなどに声をかけてください」、「私たちはいつでもあなたの傍にまいります」と私たちからのメッセージを記しています。

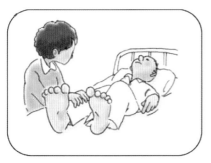

手足をやさしくマッサージする

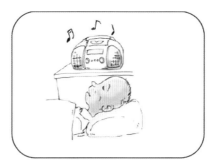

患者さんがお気に入りの音楽を流す

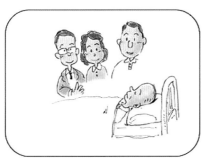

家族で普段の会話をいつものようにする

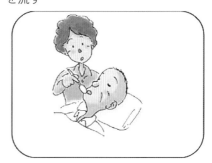

唇などを患者さんが好きな飲みものなどでやさしく湿らせる

「これからの過ごし方について」OPTIM　緩和ケア普及のための地域プロジェクト（厚生労働科学研究　がん対策のための戦略研究）より

3．予後 48 時間以内（死亡直前期）の家族ケア

危篤状態：いつ永眠してもおかしくない時期。経口摂取できず、ほとんど寝たきりの状態です。

■死の教育

家族に目の前に迫った死をはっきり知らせます（急変急死の可能性についても）。

①死までの過程とその対処方法を十分に知らせる

②具体的なケアの仕方を一緒にしながら教える

③声をかけると、よく伝わることを教える

④家族（介護者）にできるケアの仕方を教える　ex）口腔ケアの方法（口を綿棒で湿らせる）、身体の向きを
　　変える、負担をかけない寝衣交換、清拭の方法、マッサージ、痰の吸引方法、酸素吸入など

まだ、自分たちにできることが残されていることがわかれば、家族は死の瞬間まで落ち着いてケアを行い、看取ることができます。

■死別の準備

亡くなった時に着せる服や遺影の準備について話すことで、家族もいよいよという気持ちになります。

ただし、在宅ではこのような準備の話は家族を悲しい気持ちにすることが多く、あえて話さないことのほうが多いです。

■最後の数日間の在宅での過ごし方（看取りの教育）

家族のケアは大切ですが、患者さんはほとんど傾眠傾向にあるため、家族は最後の日々をどのように気持ちで、どのように過ごしたらいいかわからなくなります。

①昼間は部屋を明るくすること（電気をつけてください）

②「飲食は本人の傍で普段通りにしてください」

③「テレビも観てください、音楽を流しましょう」

④同じ部屋で「お孫さんも遊ばせていいですよ」

⑤「ここは病院ではありません。家庭の雑音（子どもの声やテレビの音、会話など）を本人に聴かせてあげて
　　ください！」「それでいいんですよ！」

このような話をすると家族は緊張が解け、普段通りに過ごしていいんだということがわかり、ほっとした顔になっていきます。

4．死亡時の対応について

病状の悪化にともなう患者さんの変化について事前に家族に説明しておき、家族中心の看取りができることを伝えます。

家族（施設のスタッフ）が最後の呼吸を確認してから、医師（看護師）に連絡をしてもらってもいいということを事前に伝えておくと、臨終間近になってあわてずに看取ることができます。

「あわてないで、救急車を呼ばずに、主治医や訪問看護師を呼んでください。そして、故人に"ありがとう"と感謝の言葉を伝えて待っていてください」

「最後を看取るのは家族ですよ」

呼吸停止時の声かけについて

「最後はもう"頑張れ"は要りません。"ありがとう"と言ってあげてください。一番頑張ったのは患者さんですから」、と伝えてご家族一人ひとりにお別れをしてもらいます。

最後を看取るのは家族であること、医師や看護師は死を確認するだけであることを伝えます。

ただ、筆者は呼吸停止の連絡が入れば何時でもすぐに行くようにしています。家族によく頑張ったと伝えて慰労してあげたいからです。

訪問看護師がいくと、家族が抱き合っている姿をみることがあります。難しい大変なときを一緒に闘った戦友なのです。在宅では、家族の深いつながりに感動することがしばしばあります。

Q&A

Q：家族から「どうしたら亡くなっているのがわかりますか」と訊かれたときは？

A：当然心電図はつけていませんから、次の2点を挙げます。

　①呼吸停止が5分間以上続くとき。時に1－2分間止まることがあります（チェーンストークス呼吸があるため）。

　②顔色が急に真っ白になります（心臓が止まると顔に血流はいかなくなる）。

　この2つがあれば、すぐに連絡をしてもらいます。表情や顔色の変化をみれば、家族は患者さんに死が訪れたことがわかり、覚悟ができます。

Q：呼吸が止まることを心配して、一晩中寝ずに見ていて疲れている家族にどう対応すればいいでしょうか。

A：「夜は傍で休んでいていいですよ。突然、呼吸が止まって、気づかないこともあります。同じ家の中にいることが大切です。あなたが寝ているときに亡くなっても、それは、あなたを起こしたくないと思ったお父さん（患者さん）の優しさですよ」と伝えることがあります。医療者から、家族に休んでよいと言うことも大切です。

Q：呼吸停止時に会えなかったと嘆く娘さん対して。

　　彼女は、2カ月前から県外から帰省して母親を熱心に介護している親孝行な娘さんでした。たまたま1時間ほど外出した時に母親が呼吸停止しました。同居の父親が呼吸停止に気づき、私は緊急往診しましたが、すでに心肺停止していました。その時、帰ってきた娘さんは、看取りの時に傍にいなかったことを強く嘆いていました。

A：このような事例は時々あります。私は、次のように娘さんに話しました。「娘さんが帰省して、ずーっとお母さんを独占していたから、お母さんはお父さんと二人の思い出を作りたかったのではないでしょうか。だから、あなたがいないときを見計らって、お父さんと二人きりのときに旅立ったのだと思います。あなたは、この2カ月間、お母さんとお父さんとの間に入って邪魔をしていたと思いますよ。それに気づけなかっただけです。あなたは最後に本当に良いことをしたのです」すると、悲しんでいた娘さんは、急に笑顔になって「私はおジャマムシだったのね。でもよかった、最後に二人だけになれて」とすがすがしい表情になりました。

5．他の家族から守る。代弁する

　自宅に帰ってきても、きょうだいや親類が在宅療養を理解できず、入院を強く勧める場合があり、家族もその対応に苦慮します。このようなときは、親類縁者に直接会いに行くことを勧めるようにしています。

事例〉60代男性　胃がん末期、肺転移肝転移

　手術後に再発し、抗がん剤治療するも効果がなく、終末期になり本人の強い希望で自宅に戻ってきました。

　そこに兄が話を聞いて、他県から駆け付けて来ました。そして、妻に「なんで入院させないのか、俺の大切な弟だぞ」と叱りつけました。妻は義理の兄には何も言えずに困っていました。それを訪問看護師から聞いて、私はすぐに自宅へ会いに行きました。

　兄に現状を説明しました。「あなたの弟さんは胃がんになって、手術し、再発して抗がん剤治療もしたけれど、これ以上治療ができずに、自分の建てた家に帰りたいと望んで帰ってきました。自宅でも病院と同じように、点滴や酸素をしています。病院でもこれ以上の治療はできないのです。奥さんはご主人（弟さん）の最後の希望をかなえるため、24時間寝ずに看病しています。あなたはできますか」と話しました。

　兄は「そうか、病院にいても、これ以上の治療はできないのか。せめて最後は弟の好きな家に居させてやりたいな。すまんかった。これからも弟も面倒を見てくれ」と妻に言って帰っていきました。

　葬祭場で家族が批判されることがあります。例えば、親戚から、「なんで入院させなかったのか」と非難されるようなことがありますが、これは、在宅看取りが地域に根付かず、病院でみてもらうのがいいと思う人がいるためです。

　このような事態を避けるために筆者は、在宅訪問時に親類縁者や友だちなどがいた場合は、彼らに今の在宅の現状を伝えるようにしています。また、妻が夫の家に帰りたいという最後の願いをかなえるためにとても頑張っていることや、24時間体制であり、酸素や点滴や腹水除去など病院と同じことが自宅でもできることを説明するようにしています。

　そうすることで親類縁者から、「奥さんは、よう頑張ったな」とねぎらいの言葉が出るようになります。「俺も病気になったら、最後は家で暮らしたいな」と言ってもらうこともあります。

　このような地道な在宅医療についての説明もその普及に大切だと考えています。

エンジェルケアについて

　看取って家族がお別れしたあとにエンジェルケアを行います。そのときは、大切な人として扱います。主として訪問看護師が髪や顔、体を綺麗にします。女性は化粧をしたり、男性は髭を剃ったりして、服装を整えます。

　思い出の服を着せます。この時は、望まれれば家族にも参加してもらい、髭をそったり、体を拭いてもらっています。

　在宅では病院と違って時間の余裕があり、このときにゆっくり思い出など語り合うことで、家族のつらい気持ちも和らぎます。医療者が、家族がよく頑張ってきたとねぎらうことも、その後のグリーフケアに役立ちます。

家族やスタッフへの死の教育、看取りの教育

家族へ看取りの意義を伝える

　家族（介護者）には、「患者さんの最後の願いをかなえている」、「素晴らしいことをしている」と在宅療養中から言い続けるようにしています。子どもには「最大の親孝行をしている」、「今、親孝行しないで、いつするんですか」と話すこともあります。主介護者のモチベーションを高めるようにします。

　在宅看取りには多くの困難や苦労がありますが、それを成し遂げた時の家族の充実感や達成感があります。永眠直後は大切な人の死であり、とてもつらく、悲しいことも事実、疲れ果てていることも事実です。

　在宅で看取りを経験した意義は下記のようなものだと思います。

①本人の家に居たいという最後の希望をかなえることができた。

②人生の最期を家族（大切な人）と一緒に暮らせた。

③つらかったけれど、幸せな時間を過ごすことができた。

④日ごろ離れている子どもたちやきょうだいなどとの家族のきずなが強くなった。

⑤残された人にとって今後、生きていく上での支えになる。

スタッフへの死の教育、看取りの教育

①スタッフの死生観を統一する。

②必ず起こる自然なこととして、死を忌み嫌わない。

③死は怖いものでない、苦しくない。

④死は敬うべきこと（天寿を全うした）。

　スタッフに在宅で看取れたことや看取ろうとしていることは素晴らしいことであり、患者さんや家族の最後の望みをかなえようとしている（した）ことを話します。

　そうすることで、スタッフのモチベーションが高まり、次はもっと頑張れるようになります。このような上司の声かけは大切です。

悲嘆（グリーフ）ケア：Grief care

　愛する人や大事なものを喪失した時に体験する複雑な心理過程で、落胆、悲しみ、怒り、無力感、絶望といった痛切な感情が入り混じった状態。
　　　　　　　　　　　　　　　　　　　　　　　　　　　　　　　　　　　Raphaed（1983）

　悲嘆は正常な反応であり、健康な感性です。配偶者や子どもとの死別体験はとくに強い悲嘆をともないます。

　立ち直るのに50％の人が半年、70％の人が1年かかり、そのうち20％の人は時間が経過しても（2年以上）、悲嘆が同じ強さで現れます。

　そのため、関わった医療・介護のスタッフが、死別後、6カ月、1年と家族をフォローすることがあります。

　セルフケア：自助グループ（self-help group）を紹介することもあります。

　自助グループには、死別という同じ経験を持つもの同士が集まり、悲しみや苦労を分かち合い、支え合う機会を提供する会です（身近な人を亡くした悲嘆の分かち合い：大分生と死を考える会など）。

　グリーフケアは在宅緩和ケアの中でも大切なケアです。

　在宅ケアでは病院とは異なり、患者が永眠した後も医師と家族との関係がつづきます。家族は患者さんが亡くなった後も家に住み続けます。その家には患者さんと一緒に暮らした記憶が残っています。このため、患者さん

の永眠後に寂しさを強く訴えることがあり、そのため家族に対するグリーフケアは大切になります。我々は訪問診療の途中に亡くなった方の家の近くまで行くことがあり、その際には前もってお電話してうかがうことにしています。

事例1〉73歳の脳梗塞後遺症の男性の妻

ご主人の病院での治療が終わり、奥さんの強い希望で自宅に戻ってきました。夫婦には子どもがなく、奥さんの夫に対する想いは強いものでした。それから3年間、月に2回の頻度で訪問診療を行いました。

毎年、12月にはクリスマスの飾りつけをして自宅を訪問し、本人や奥さんにもクリスマスの格好をしてもらい写真を撮っていました（82ページの写真）。しかし、その次の年、夫は永眠。

急に家に訪問する人がなくなり、遺された奥さんが一人悲しみ、寂しがっていることを聞いた私たちは、彼女に電話して、自宅の近くを訪問診療する途中に立ち寄ることを伝えました。昼食を一緒に食べてほしい（彼女は料理が得意）とのことで、スタッフと昼休みに会いに行くと、奥さんは朝6時から食事を用意して待っていてくれました。

闘病中の話を皆で泣き笑いしながらご馳走になりました。奥さんはとても喜んでくれ、その後も数回、訪問診療の途中に自宅にお邪魔して食事をいただきました。奥さんはその後、徐々に落ち着き、元気に暮らしておられます。

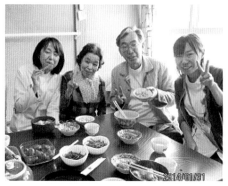

ご主人の永眠後スタッフと自宅を訪ね、遺された奥さんと食事をともにする

事例2〉85歳の脳出血後遺症の男性の奥さん

80歳の女性は、ご主人の介護を立派に自宅で行い、看取られました。永眠された時に、「私は思い残すことなく、主人の介護ができました」と元気に言っておられたのですが、永眠3カ月後に家族から、「お祖母ちゃんが毎日、仏壇に向かって泣きながら線香をあげている。食事量も減ってきて心配だ」と電話が掛かってきました。

すぐに自宅へ会いに行って、いろんなお話をしました。家族には、半年間は誰でも悲しみが襲われることを伝え、少し時間がかかることを説明しました。本人にも、毎日、お線香をあげることで、亡くなったご主人が喜んでいることも伝えました。彼女は徐々に元気を取り戻し、1年後には、公民館でいろいろな活動をして元気だと家族から知らせがありました。

永眠時はしっかりしていて元気そうであっても、その後に強い悲しみが訪れ、グリーフケアが必要なことがどなたにもあります。このように永眠後に強い悲しみ（グリーフ）が起こることがあることや、気になれば連絡をもらうように伝えています。

永眠後に自宅へ手紙を出すこともいいと思いますが、やはり、直接会って話をするほうがいいです。医師ばかりでなく、訪問看護師にも永眠後に自宅へ訪れてもらい、グリーフケアを行うようにしています。

Ⅹ． 最後に

▌ 1. 在宅移行のバリア —— 忘れてはいけないこと

▰家に帰れない患者はいない
すべての患者さんが自宅に戻ることを希望しているわけではありませんが、自宅に帰りたいと希望する患者さんであれば、すべて在宅ケアに移行できる可能性があります。

▰医療者がバリアとならない
医療者側で「退院できない」と判断するのではなく、「どうすれば自宅に帰すことができるだろうか」とまず考えてみることが大切です。

▌ 2. ターミナル期を支えるためには

何もできなくなっていくことはつらいことです。そんな中でもできることを、共に見つけることが大切です。

▰信頼関係の構築、安心感と安らぎをあたえる
信頼関係を構築するには、その苦痛（つらさ）を見つけ、和らげることです。
①症状緩和：痛みなど症状を少なくする技術の獲得。
②精神的なケア：寄り添う、傾聴、一緒に苦しみ、喜ぶ、共にいる、共感者になる。とてもうれしかったことなどを聴く。

▰患者・家族の希望や想い、生き方を大切にすること
①最後の時間を過ごしたい場所、自宅などへ帰らせる。
②望み、小さな希望をかなえる努力をする。
　例えば、花をみる、歌をうたう、温泉に入るなどの希望をかなえる。誕生日会、結婚記念日、クリスマス会などのイベントをつくる。
③家族との時間をつくるようにする。
　子どもや夫婦の時間はとても大切です。離れて仕事をしている子どもにも努力してもらうようにする。「親孝行ですよ」と。

▌ 3. 地域包括ケアシステムの中の在宅医療、在宅緩和ケア

いま、団塊の世代が75歳以上となる2025年を目途に、重度の要介護状態となっても、住み慣れた地域で自分らしい暮らしを人生の最後まで続けることができるよう、①医療、②介護、③予防、④生活支援、⑤住まいが一体的に提供される地域包括ケアシステムの構築を実現しつつあります。

この中で人々が人生の最後を希望する在宅で最後まで過ごせる地域を作っていかないといけません。そのためには患者さんと家族に安心感と安らぎをあたえ、温かな信頼関係を作っていくことが大切です。

4. 終末期の患者さんを支えるために医療者がすること

終末期の患者さんや家族に対して、苦しみを和らげるための十分な知識（痛みの緩和、コミュニケーションスキルなど）を習得することが大切です。それとともに

- 寄り添い、見守り、こころを込めること
- チームで見ていくこと
- 患者さんと家族の力を信じること

が大切です。

「病に苦しむ患者さんに対して、どれだけたくさんのことをしたかではなく、どれだけこころを込めたかです」

とマザーテレサは言っています。大切なのは、ケアする人の真心です。

「幸せな生き方をすることが、幸せな安らかな死につながる」

私たちは人として生まれてきた以上、何か使命をもっています。それぞれのいのちには、それぞれの役目があります。

ターミナル期の人に出会ったら、その人を支えるという使命感と穏やかな覚悟が必要です。

「生きるということは、人のために尽くすこと」

40代乳がん末期の女性の最後の言葉でした。

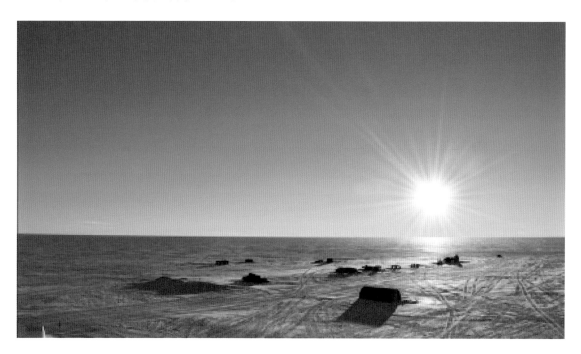

5. 最後に

私たちは在宅ケアを通して、その人の人生の最期の瞬間を輝かせたい、家に帰りたい人が、帰れる地域、社会をつくりたい、穏やかで幸せな最期を迎えられるまちをつくりたいと思います。